숨바꼭질

맑음 이다현

영어 이기는 습관의 한마디

지은이 강홍근
펴낸이 임상진
펴낸곳 (주)넥서스

초판 1쇄 발행 1990년 3월 1일
2판 5쇄 발행 2003년 4월 20일
3판 1쇄 인쇄 2020년 2월 10일
3판 1쇄 발행 2020년 2월 20일

출판신고 1992년 4월 3일 제311-2002-2호
10880 경기도 파주시 지목로 5 (신촌동)
Tel (02)330-5500 Fax (02)330-5555

ISBN 979-11-6165-740-0 13480

출판사의 서면 동의 없이 내용의 일부를
인용하거나 발췌하는 것을 금합니다.

가격은 뒤표지에 있습니다.
잘못 만들어진 책은 구입처에서 바꾸어 드립니다.

www.nexusbook.com

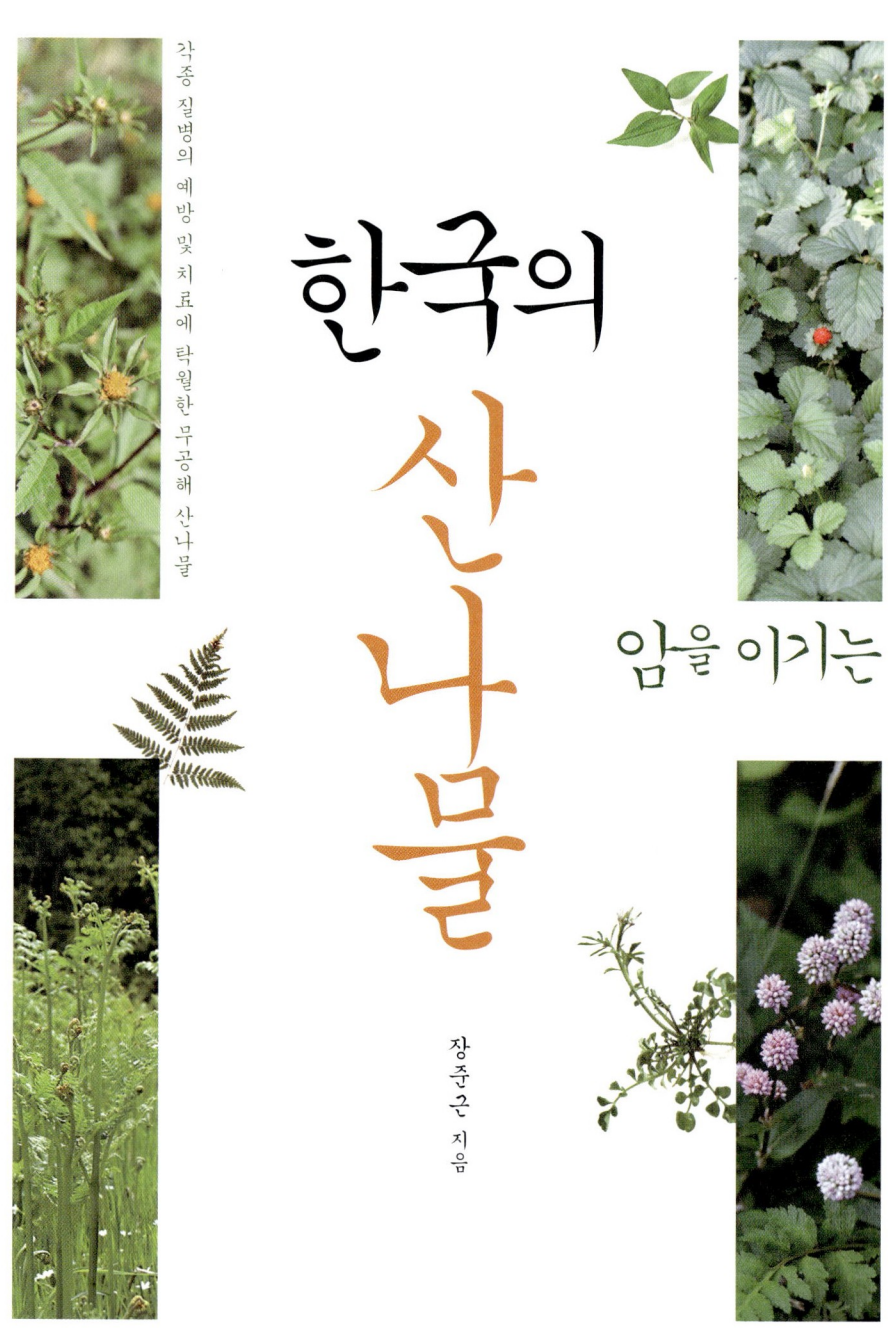

각종 질병의 예방 및 치료에 탁월한 무공해 산나물

한국의 산나물

암을 이기는

장준근 지음

넥서스BOOKS

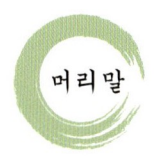
머리말

항암 효과가 뛰어난 산나물

먼 옛날부터 경험의학에 의해 암을 물리치는 산나물(산야초)이 여러 종류 전해내려오고 있다. 최근에는 시금치, 무에도 항암 성분이 들어 있는 것으로 알려지고 있으며, 산과 들에서 자라나는 민들레, 머위, 질경이, 고들빼기, 냉이, 씀바귀, 쇠비름, 달래, 무릇, 소루쟁이 등의 흔한 산야초에도 항암 성분이 있다는 연구 결과가 계속 발표되고 있다.

산야초는 재배하는 채소보다 훨씬 풍부한 영양 성분을 함유하고 있다. 추측컨대 아직까지 밝혀내지 못하고 있는 많은 약성 중에 항암 성분이 포함되어 있을 것 같다.

오늘날 과학의 발달로 많은 질병들이 정복되고 있음에도 불구하고, 그릇된 식생활과 환경의 오염으로 인하여 예기치 못한 갖가지 질환들이 생겨나 많은 사람들이 고통 속에서 생활하고 있다. 필자는 이러한 건강 장애를 개선하고 예방하는 데 야생 산나물이 뛰어난 효과가 있음을 확신하고 편집 발간에 심혈을 기울였다.

본서에는 식용하기 좋은 산나물 100종을 선별하여 해설하였지만, 같은 무리(일가)가 되는 30종도 곁들였으므로 실제로는 130종의 산나물을 소개한 셈이다. 산나물로 식용할 수 있는 많은 식물들 중에서 100종을 선별한 기준은 누구든지 쉽게 찾을 수 있으며, 영양 상태가 좋고 맛있으며, 약으로도 효능을 내는 것에 그 주안점을 두었다.

'암에 좋은 식물 36선'은 특별히 암으로 고생하는 분들과 암 예방을 위하여 조그마한 도움이라도 되었으면 하는 바람으로 집필했다. 많은 자료를 보완해서 10개월 동안에 완성된 이 책이야말로 동호인들은 물론 많은 사람들이 꼭 필요로 하는 결정판이라고 자부하는 바이다.

책의 발간을 음양으로 후원해주신 분들, 특히 각 분야에서 여러모로 협력해주신 분들께 깊은 감사를 드린다.

장준근

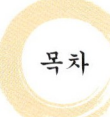

목차

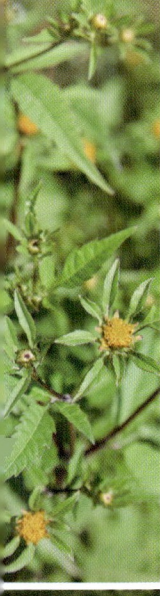

머리말 | 항암 효과가 뛰어난 산나물 ...4

• 약으로 쓰이는 산나물 ...6

산나물 찾아보기

가락지나물 ...14	달래 ...39	밀나물 ...64	엉겅퀴 ...89
가막사리 ...15	달맞이꽃 ...40	박주가리 ...65	오갈피나무 ...90
갈퀴나물 ...16	닭의장풀 ...41	방가지똥 ...66	옹굿나물 ...91
개갓냉이 ...17	대나물 ...42	배초향 ...67	왕고들빼기 ...92
개망초 ...18	더덕 ...43	뱀딸기 ...68	왕원추리 ...93
개미취 ...19	도라지 ...44	뱀무 ...69	이질풀 ...94
개쑥갓 ...20	돌나물 ...45	별꽃 ...70	장대나물 ...95
거북꼬리 ...21	두릅나무 ...46	비름 ...71	제비꽃 ...96
고들빼기 ...22	둥굴레 ...47	뽀리뱅이 ...72	주름잎 ...97
고마리 ...23	등골나물 ...48	뽕나무 ...73	진달래 ...98
고사리 ...24	딱지꽃 ...49	산딸기 ...74	질경이 ...99
고추나무 ...25	딱총나무 ...50	소루쟁이 ...75	짚신나물 ...100
괭이밥 ...26	땅두릅나물 ...51	솔나물 ...76	참나리 ...101
구기자나무 ...27	뚜깔 ...52	쇠무릎 ...77	참나물 ...102
궁궁이 ...28	마타리 ...53	쇠별꽃 ...78	참마 ...103
금불초 ...29	메꽃 ...54	쇠비름 ...79	참산부추 ...104
기름나물 ...30	며느리밑씻개 ...55	수리취 ...80	참취 ...105
꽃마리 ...31	멸가치 ...56	싱아 ...81	청미래덩굴 ...106
꿀풀 ...32	명아주 ...57	싸리냉이 ...82	층층잔대 ...107
꿩의다리 ...33	모시물통이 ...58	쑥 ...83	칡 ...108
나비나물 ...34	무릇 ...59	쑥부쟁이 ...84	털여뀌 ...109
냉이 ...35	물레나물 ...60	씀바귀 ...85	토끼풀 ...110
넓은잎옥잠화 ...36	미나리 ...61	애기나리 ...86	한삼덩굴 ...111
노박덩굴 ...37	미역취 ...62	약모밀 ...87	화살나무 ...112
누리장나무 ...38	민들레 ...63	양지꽃 ...88	황새냉이 ...113

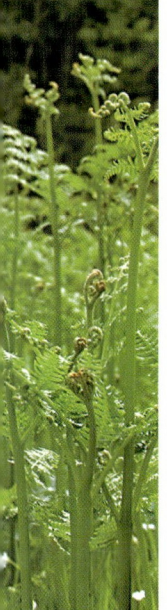

• 암에 좋은 식물 36선 ...114

• 식물별 사용 부위 찾아보기 ...129

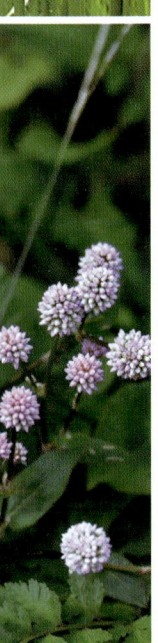

약으로 쓰이는 산나물

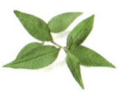

　이 책에 수록된 산나물들은 대부분 약으로서 효력을 낸다. 산나물의 약효에 대한 간추린 해설은 필자가 임의대로 붙인 것이 아니라 옛날의 문헌 기록을 토대로 삼아서 간략하게 정리한 것이다.
　이 옛 기록은 과학적인 실증 분석에 의한 체계적인 결론은 아니더라도 오랜 세월에 걸쳐서 수많은 생명의 피해를 거듭해오는 가운데 임상적인 체험과 더불어 얻어진 결과이므로 신뢰하기에 부족함이 없다. 기타 일부분의 산나물에 대한 약효를 설명하지 못하는 것은 옛 기록의 근거를 찾지 못한 탓일 뿐, 일차적으로 그 풍부한 영양 성분 자체는 약의 구실을 다하고 있다.
　맛있게 먹고 있던 산나물이 한편 갖가지 질병에도 효험을 나타낸다 하여 그 병명만 듣고 혐오감을 느껴 산나물의 식용을 기피하는 일은 어리석은 일이다. 산나물이 갖가지 질병에도 효과가 있다는 것은 식물 자체의 풍부한 화합물 때문이다. 거칠고 냉엄한 환경에서 자라는 야생식물(산나물)은 여러 악조건을 극복하면서 생명을 유지하고, 스스로의 저항력을 키우기 위해서 복잡스러운 화학반응(물질대사)이 끊임없이 일어나야 한다. 이런 생리 과정을 위해, 식물체 자신의 생존을 위해 합성되는 물질들은 우리 인간들에게 유익한 영양소로서 다양한 효능을 발휘하게 되는 것이다.
　산나물을 내과적인 질환에 이용하기 위해서는 대체로 건조시켰다가 달여서 복용하는 것이 일반적이며, 녹차(덖음차)와 약술의 재료로 삼든지 생즙(녹즙)을 내어 마시는가 하면, 여러 가지 조리법에 의해 오래 동안 식용하는 가운데 은연중 효험이 나타나기도 한다. 따라서 국소적인 양약 치료처럼 당장 효과가 나타나기를 기대해서는 안 된다.
　외과적인 질환에 대해서는 몇 가지 종류의 생잎을 섞어 짓찧어서 바르는 것이 일반적인데 그 짓찧은 것에 소금을 약간 뿌리면 더 좋다. 또는 짙게 달여서 수시로 바른다든지, 그리고 건조시켜 가루를 내어 기름으로 이겨서 환부에 바르는가 하면, 알코올에 담가 우려내 자주 바르는 방법도 있다. 그런데 많은 식물들은 각종 병균이나 곰팡이류 등을 억제하는 성분이 함유되어 있고 보통 지혈 효과도 있으므로 종기, 상처, 습진, 곤충에 물린 데에 널리 이용되고 있다. 이러한 부분은 다음의 산나물의 약효 해설에서 생략하였다.
　즐겨 먹는 산나물을 아울러 약용으로 하고자 할 때, 더 자세한 용법을 알아보려면 『우리 땅에서 나고 자라는 산야초백과』라는 책을 다시 참고해보기 바란다.

가락지 나물
뿌리를 포함한 풀 전체를 약재로 쓰며 해열, 기침, 인후염, 어린아이의 경련에 쓰인다.

가막사리
모든 부분이 약재가 되며 폐결핵, 기관지염, 인후염, 편도선염, 임파선염, 대장염, 이질에 쓰인다.

갈퀴나물
풀 전체를 약재로 삼으며 특히 항암 효과가 있다.

개갓냉이
꽃과 풀 전체를 약재로 하며 감기, 기침, 기관지염, 인후염, 간염, 황달, 월경불순, 타박상에 쓰인다.

개미취
뿌리를 약재로 쓰며 천식, 각혈, 폐결핵성 기침, 가래삭힘, 만성기관지염, 배뇨장애에 효과가 있다.

개비름
꽃과 풀 전체를 약재로 하며 설사를 멈추게 한다. 비슷한 비름은 잎과 줄기를 약재로 하며 감기, 설사, 배뇨 장애에 쓰인다.

개쑥갓
풀 전체를 약재로 하여 요통, 월경통, 근육통에 쓰인다.

갯완두
어린 잎을 약재로 하여 근육경련, 근골통, 감기, 설사, 이뇨제로 쓰인다.

고사리
뿌리줄기를 약재로 하여 해열, 설사, 황달, 대하증에 쓰이고 가을의 뿌리는 자양강장제가 되지만 오래 먹지 말아야 한다.

고비
뿌리줄기를 약재로 하며 감기, 토혈, 월경과다, 대하증, 혈변 그리고 관절이나 각기병에 쓰인다.

골등골나물
뿌리와 풀 전체를 약재로 삼으며 감기, 기침, 신경통, 월경불순, 산후출혈에 쓰인다. 특히 같은 종인 등골나물은 항암 효과가 있으며 감기, 편도선염, 인후염, 기관지염, 관절염, 월경불순에 쓰인다.

괭이밥
풀 전체를 약재로 하여 이질, 간염, 갈증, 황달, 인후염, 유선염, 토혈, 대하증에 쓰인다.

구기자나무
옛부터 불로장생의 영약으로 유명한 자양강장제이며, 간세포의 신생을 촉진하고 신장을 보한다. 열매와 나무껍질을 주로 약재로 삼으며 양기부족, 신경쇠약, 폐결핵, 당뇨병, 만성간염, 위를 튼튼히 하는 데 쓰인다. 특히 항암 효과가 있다.

금불
꽃을 주로 약재로 하며 기침, 천식, 구토, 소화불량, 딸꾹질에 쓰인다.

기름나물
뿌리를 약재로 하며 감기, 기침, 해열, 기관지염, 중풍, 신경통에 쓰인다.

꽃마리
풀 전체를 약재로 하여 사지마비, 야뇨증, 대장염, 이질에 쓰인다.

꿀풀
꽃과 풀 전체를 약재로 하여 간염, 폐결핵, 임파선염, 유선염, 고혈압, 이뇨제로 쓰이며 자궁암 등 항암 효과가 있다.

개산꿩의다리
뿌리를 약재로 하며 감기, 홍역, 설사, 이질, 장염, 간염, 결막염, 위를 튼튼하게 하는 데에 쓰인다.

냉이
뿌리와 풀 전체를 약재로 삼으며 건위, 당뇨병, 고혈압, 이뇨, 토혈, 월경과다, 산후출혈, 간장질환에 쓰인다.

꽃다지
씨를 약재로 하여 기침, 천식, 심장질환, 호흡곤란, 변비 등에 쓰인다.

노박덩굴
줄기와 가지를 약재로 하여 근골통, 사지마비, 요통, 이질, 장염 등에 쓰인다.

누리장나무
어린 가지와 잎을 약재로 하며 고혈압, 중풍, 반신불수, 마비통증에 쓰인다.

달래
꽃과 풀 전체를 약재로 삼으며 간염, 폐결핵, 임파선염, 유선염, 이뇨, 고혈압, 불면증, 타박상에 쓰이고 정력 증진과 보혈약으로도 쓰인다.

달맞이꽃
뿌리와 잎을 약재로 하며 감기, 인후염, 기관지염, 피부염에 쓰이고 씨앗은 고혈압과 비만증에 쓰인다.

닭의장풀
풀 전체를 약재로 삼으며 감기, 간염, 황달, 인후염, 혈뇨, 이뇨, 월경불순, 당뇨병에 쓰인다.

대나물
뿌리를 주로 약재로 하여 해열, 기침, 간질병 및 강장제로 쓰인다.

더덕
뿌리를 약재로 하며 기침, 인후염, 임파선염, 건위 및 폐와 신장을 튼튼히 하는 자양강장제로 쓰인다.

도라지
뿌리를 주로 약재로 삼으며 기침, 가래, 기관지염, 인후염, 감기, 편도선염, 폐병, 토혈 등에 쓰이고 오장을 이롭게 한다.

둥굴레
뿌리줄기를 약재로 하여 폐결핵, 기침, 갈증, 당뇨병, 심장쇠약에 쓰이는 동시에 혈액 순환을 개선하는 자양강장제로 쓰인다. 항암 작용도 한다.

딱지꽃
뿌리와 풀 전체를 약재로 하여 근골통, 폐결핵, 자궁내막염, 토혈, 이질, 혈변, 해독에 쓰인다.

딱총나무
줄기와 가지를 약재로 삼으며 관절염, 풍습에 의한 통증, 신장염, 이뇨제로 쓰인다.

땅두릅나물
뿌리를 주로 약재로 삼으며 풍습에 의한 통증, 반신불수, 수족경련, 두통, 현기증, 관절염, 치통, 신체 허약에 쓰인다.

두릅나물
껍질과 뿌리를 약재로 하여 위궤양, 위경련, 신장병, 당뇨병, 신경쇠약, 발기력 부족, 관절염에 쓰이고 위암에도 좋다.

뚜깔
뿌리를 약재로 하여 간기능장애, 간염, 위궤양, 위통, 자궁내막염, 산후복통, 대하증에 쓰인다.

마타리
뿌리를 약재로 하여 간기능장애, 간염, 위장통증, 위궤양, 자궁내막염, 산후복통, 대하증에 쓰인다.

메꽃
뿌리와 풀 전체를 약재로 삼는데 방광염, 고혈압, 당뇨병, 이뇨, 월경불순, 대하증, 우울증 등에 쓰이며 허약 체질과 정력 감퇴, 피로 회복에도 쓰인다.

며느리밑씻개
잎과 줄기를 달여서 타박상, 습진, 피부병에 쓰인다.

며느리배꼽꽃
열매와 풀 전체를 약재로 하여 당뇨병, 요독증, 이뇨, 황달, 백일해, 편도선염, 임파선염에 쓰인다.

명아주
잎과 줄기를 약재로 하여 대장염, 설사, 이질, 건위, 해독, 동맥경화에 쓰인다.

무릇
알뿌리를 약재로 하며 요통, 사지통, 유방염, 장염에 쓰이고 혈액 순환을 좋게 한다.

물레나물
잎과 줄기를 약재로 하여 지혈, 두통, 임파선염, 토혈, 월경과다, 간염에 쓰인다.

미나리
잎과 줄기를 약재로 쓰며 해열, 고혈압, 일사병, 류머티즘, 황달, 설사, 월경불순, 대하증, 이뇨제로 쓰이고 한편 식욕 증진에 효과적이다.

미역취
꽃, 줄기, 잎을 약재로 하며 신장염, 방광염, 비뇨기질환, 감기, 기침, 두통, 건위, 백일해에 쓰인다. 특히 항암 효과가 있다.

민들레
뿌리와 풀 전체를 약재로 쓰는데 감기, 기침, 기관지염, 늑막염, 간장질환, 위장병, 변비, 유방염, 부인병, 식중독 등에 좋다. 잎을 장복하면 정력이 강해진다고 한다.

밀나물
뿌리줄기를 약재로 하여 근골통, 풍습에 의한 사지마비, 골수염, 두통, 현기증에 쓰이고 혈액 순환을 돕는다. 선밀나물, 청가시덩굴도 그와 비슷한 약효를 나타낸다.

박주가리
잎과 줄기를 약재로 삼아서 신체허약, 발기부전, 폐결핵 등에 쓰이며 강정, 강장 효과가 있다.

배초향
꽃과 풀 전체를 약재로 하여 감기, 두통, 구토, 복통, 설사, 소화력 증진 등에 쓰인다.

뱀딸기
잎과 줄기를 약재로 하여 감기, 기침, 천식, 인후염, 월경불순, 해독에 쓰이며 특히 피부암 등에 항암 효과가 있다.

뱀무
뿌리와 풀 전체를 약재로 하는데 관절염, 임파선염, 요통, 사지마비, 자궁염, 대하증, 월경불순에 쓰인다.

별꽃
잎과 줄기를 약재로 하며 위장염, 만성맹장염, 산후복통, 젖부족, 심장병, 각기병에 쓰이고 혈액 순환을 돕는다.

뽀리뱅이
뿌리와 풀 전체를 약재로 하여 소화불량, 이질, 빈혈증에 쓰인다.

방가지똥
꽃과 풀 전체를 약재로 하여 감기, 해열, 편도선염, 인후염, 관절염, 요도염에 쓰인다.

뽕나무
열매는 당뇨병, 관절통, 정신안정에 쓰이며 술독을 풀어주고 자양강장에 좋다. 잎은 이뇨, 복통, 구토, 곽란, 고혈압, 가래, 기침에 쓰이며 오장을 이롭게 한다. 뿌리껍질은 감기, 기침, 폐질환, 기관지염, 이뇨, 고혈압에 쓰인다.

산딸기
덜 익은 열매를 신체허약증, 자양강장, 피부미용 등에 쓰인다.

멍석딸기
열매와 풀 전체를 약재로 하여 감기, 기침, 토혈, 인후염, 풍습의 통증, 임파선염, 월경불순, 이질 등에 쓰인다.

소루쟁이
뿌리줄기를 약재로 하여 변비, 소화불량, 간염, 황달, 혈변, 자궁출혈, 이뇨, 류머티즘에 쓰이며 참소루쟁이도 비슷한 약효를 낸다. 잎은 어육의 중독에 달여 마신다.

솔나물
꽃과 풀 전체를 약재로 하여 감기, 인후염, 황달, 월경불순, 피부염, 해열에 쓰인다.

쇠무릎
뿌리를 약재로 하여 고혈압, 이뇨, 산후복통, 요통, 관절염, 월경불순, 당뇨병, 타박상에 쓰인다.

쇠별꽃
잎과 줄기를 약재로 하여 만성맹장염, 위장병, 젖부족, 산후복통, 자궁병, 심장병, 타박상에 쓰인다.

쇠비름
잎과 줄기를 약재로 하는데 요도증, 각기병, 대하증, 임파선염, 변비, 근골통, 중풍, 산후조리, 이뇨, 해열, 이질 등에 쓰이며 오래 먹으면 장수한다고 한다.

쑥
옛부터 귀중히 여겨온 약재이며 쑥뜸으로 백 가지 병을 다스렸다. 쑥탕은 부인병, 타박상, 요통에 효험이 있으며 생즙을 마셔 요통, 천식, 신경통, 고혈압을 다스렸다. 잎줄기를 달여서 각종 부인병과 갖가지 지혈 작용에 쓰이고, 체력 회복 등의 강장제로도 쓰이는 등 그 쓰이는 범위가 넓다.

쑥부쟁이
꽃과 풀 전체를 약재로 하여 감기, 해열, 기침, 기관지염, 편도선염, 유선염에 쓰인다.

씀바귀
뿌리와 풀 전체를 약재로 하는데 소화불량, 심장병, 폐렴, 간염, 이뇨, 이질, 타박상, 해열에 쓰이며 여름에 달여 마시면 더위를 먹지 않는다고 한다.

약모밀
뿌리와 풀 전체를 약재로 하여 폐렴, 기관지염, 인후염, 이질, 대하증, 자궁염, 이뇨제로 쓰이며 특히 폐암 등에 항암 효과가 있다.

양지꽃
뿌리와 풀 전체를 약재로 하여 토혈, 월경과다, 산후출혈 및 허약한 체질에 쓰인다.

세잎양지꽃
꽃, 줄기, 잎을 약재로 하는데 각종 출혈, 학질, 결핵성으로 인한 임파선염과 골수염에 쓴다.

엉겅퀴
뿌리, 잎, 줄기를 약재로 하며 감기, 백일해, 고혈압, 장염, 신장염, 토혈, 혈뇨, 혈변, 산후출혈, 대하증, 타박상 등에 쓰인다.

오갈피나무
뿌리껍질을 주로 약재로 쓰는데 풍습으로 인한 마비통증, 류머티스, 요통, 각기병에 쓰이며 강장 효과가 있다.

왕고들빼기
뿌리를 약재로 하여 감기, 해열, 편도선염, 인후염, 유선염, 자궁염, 산후출혈에 쓰인다.

원추리
뿌리를 약재로 하여 소변불통(이뇨), 대하증, 월경불순, 젖부족, 유선염 등에 쓰이며 오장을 편안하게 한다. 큰원추리, 각시원추리도 거의 비슷하게 쓰인다.

이질풀
풀 전체를 약재로 하여 풍습에 의한 통증, 사지마비, 이질, 설사, 장염에 쓰이며 혈액 순환을 돕는다.

제비꽃
뿌리와 풀 전체를 약재로 하여 설사, 이뇨, 임파선염, 황달, 간염에 쓰인다. 흰제비꽃은 특히 항암 효과가 있다.

주름잎
잎과 줄기를 약재로 하여 월경불순, 해독에 쓰인다.

진달래
꽃을 주로 약재로 삼아서 기침, 고혈압, 토혈, 월경불순에 쓰이며 혈액 순환을 돕는다.

질경이
오래 먹으면 불로장수 한다고 하다. 잎은 이뇨, 감기, 기침, 기관지염, 인후염, 황달, 간염, 혈뇨에 쓰인다. 씨앗은 방광염, 요도염, 설사, 기침, 간염, 고혈압에 쓰인다. 털질경이도 그와 같은 약효를 나타낸다.

짚신나물
잎과 줄기를 약재로 삼아서 각종 내출혈, 설사, 이질, 위궤양, 장염, 월경불순, 대하증에 쓰인다.

참나리
알뿌리(비늘줄기)를 약재로 삼는다. 신체허약, 식욕부진, 불면증, 병후 신경쇠약, 이뇨, 복통, 폐결핵, 산후회복, 기침, 심장병에 쓰이며 중나리의 알뿌리도 거의 같은 증상에 쓰인다.

참마
덩이뿌리를 약재로 삼으며 현기증, 폐결핵, 당뇨병, 야뇨증, 건위, 요통, 기침, 가래에 쓰이는 동시에 기력 증진을 위한 자양강장제로 쓰인다.

참산부추
알뿌리를 약재로 하여 천식, 소화불량, 동맥경화, 신경통, 협심증, 설사에 쓰인다.

참취
뿌리를 약재로 삼아서 근골통증, 요통, 두통, 장염, 인후염, 타박상에 쓰인다.

층층잔대
뿌리를 약재로 하여 폐결핵, 기침, 가래삭힘에 쓰이고 강장 효과가 있다.

청미래덩굴
뿌리줄기를 약재로 하여 근육마비, 관절통, 장염, 이질, 임파선염, 대하증에 쓰이며 항암 효과가 있다.

칡
뿌리는 감기, 해열, 건위, 두통, 고혈압, 설사, 구토, 요통, 불면증 등 여러 가지 증상에 쓰이며 꽃은 식욕부진, 구토, 장출혈, 주독해소 등에 쓰인다.

털여뀌
뿌리와 풀 전체를 약재로 하여 풍습성의 관절염, 학질, 각기병, 임파선염, 이뇨제로 쓰이며 홍분제 작용이 있다.

토끼풀
붉은토끼풀은 꽃을 주로 약재로 삼아 감기, 기침, 가래삭힘, 신체가 허약할 때 복용하면 효과가 있는데, 토끼풀 역시 그와 유사한 약효가 있다고 여겨지고 있다.

한삼덩굴
꽃과 풀 전체를 약재로 쓰는데 감기, 학질, 소화불량, 이질, 설사, 방광염, 혈뇨, 임파선염, 이뇨제로 쓰인다.

화살나무
잔가지에 생겨나는 콜크질 날개를 뜯어내어 약재로 이용하는데 동맥경화, 혈전증, 기침, 가래삭힘, 월경불순, 산후복통, 풍습에 쓰인다.

황새냉이
씨앗을 약재로 하여 방광염, 천식, 호흡곤란, 복통, 이뇨제로 쓰인다.

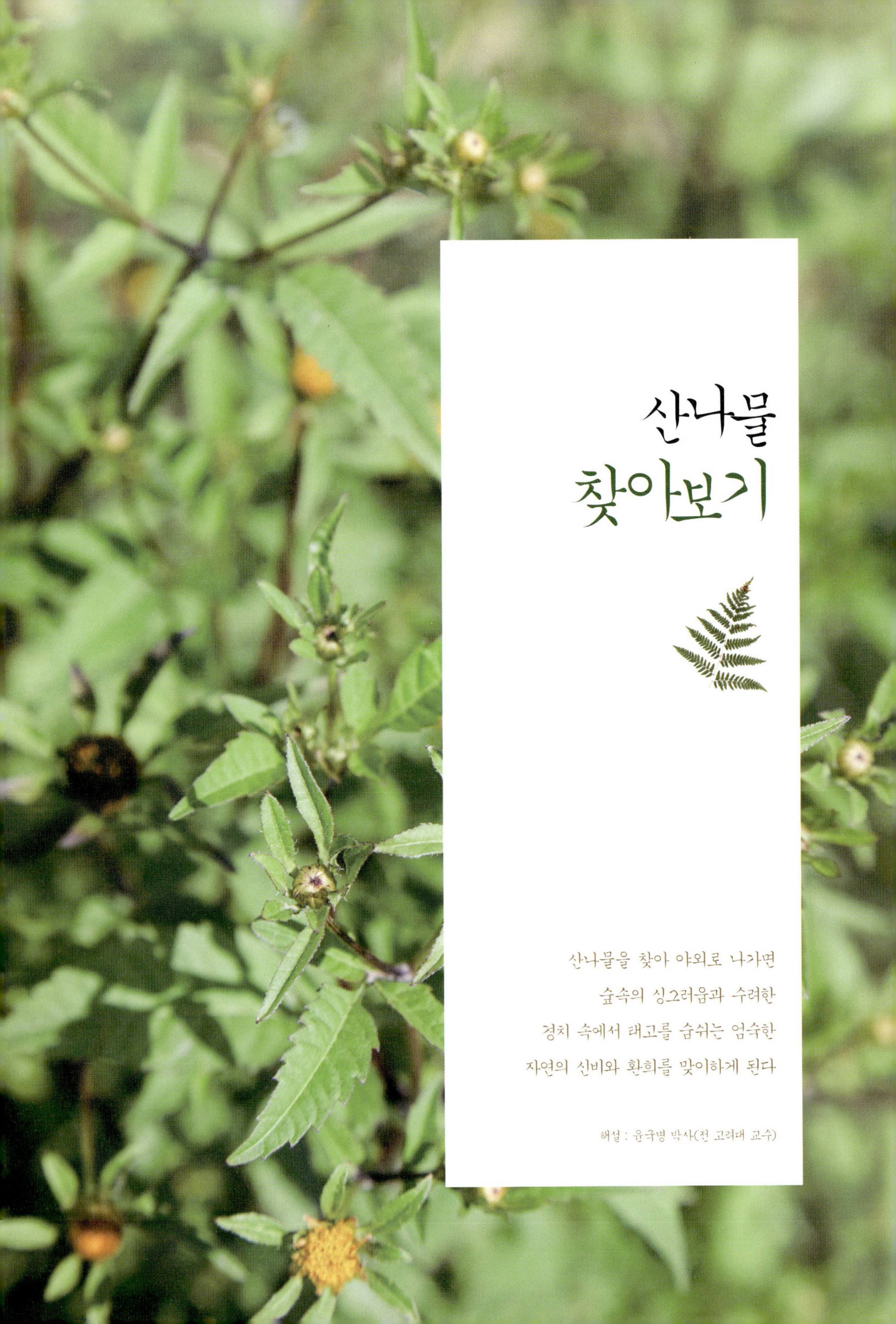

산나물 찾아보기

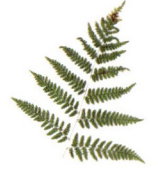

산나물을 찾아 야외로 나가면
숲속의 싱그러움과 수려한
경치 속에서 태고를 숨쉬는 엄숙한
자연의 신비와 환희를 맞이하게 된다

해설 : 윤국병 박사(전 고려대 교수)

가락지나물

Potentilla kleiniana var. robusta FR. et SAV | 장미과

찾는 방법　들판의 풀밭과 논두렁, 밭 가장자리의 양지바르고 습한 땅에서 나는 여러해살이풀인데 다소 그늘진 자리에서 자라기도 한다.
밑동에서 여러 대의 줄기가 땅에 엎드리거나 비스듬히 누워 사방으로 뻗어나가며 50cm 안팎의 길이로 자란다. 줄기와 잎에는 모두 잔털이 나 있다.
잎은 뿌리에서 자란 것과 줄기에 난 것이 있는데, 뿌리잎은 손바닥 모양으로 다섯 갈래로 깊게 갈라져 있다. 이에 비해 줄기잎은 3~5갈래로 일정하지 않게 갈라지며 양지꽃 잎과 비슷하게 생겼다.
잎 앞면에는 약간의 털이 나 있으나 뒷면의 잎맥 위에는 꽤 많은 털이 나 있다. 갈라진 잎 조각은 길쭉한 타원형이고 끝이 무디며 가장자리에는 작은 톱니가 규칙적으로 배열되어 있다.
5~7월 사이에 줄기 끝에서 매화나무 꽃처럼 생겨 지름이 8mm 안팎인 노란 꽃이 많이 뭉쳐 핀다. 꽃의 중심부에는 많은 수술과 암술이 모여 있다.

먹는 방법　봄에 연한 순과 잎을 나물로 해서 먹거나 국거리로 삼는다. 쓴맛이 나므로 끓는 물에 데쳐서 찬물로 한참 우려낸 뒤에 나물로 무치거나 국에 넣어야 한다.

01 꽃이 피기 전의 어린 가락지나물
02 초여름에 꽃 피었을 때의 가락지나물

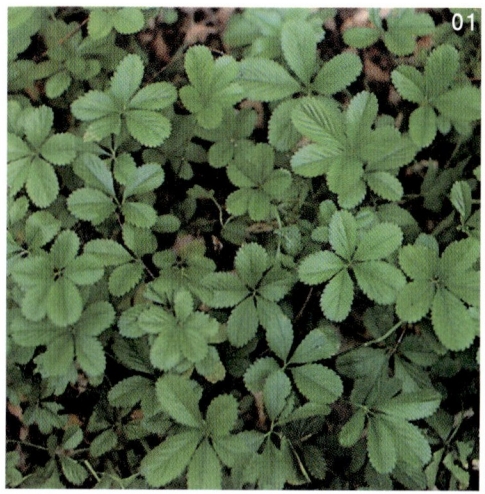
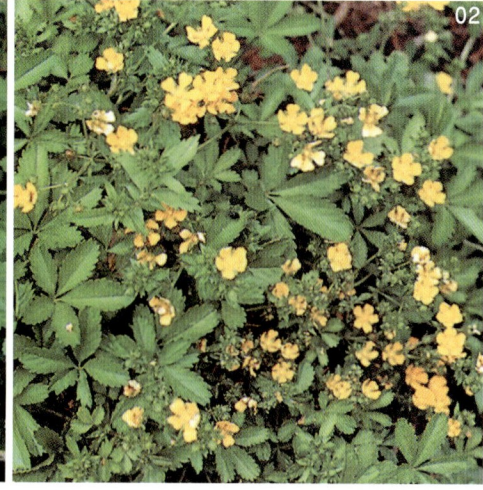

가막사리

Bidens tripartita L | 국화과

찾는 방법   논두렁이나 냇가 등 인가에 가까우면서 습한 땅에 나는 키가 큰 한해살이풀이다. 줄기는 약간의 가지를 치면서 60~90cm의 높이로 곧게 자란다. 줄기와 가지는 보랏빛을 띤 붉은빛이며 마디 사이가 꽤 길다.
버들잎처럼 생긴 잎조각이 3~5개 모여 있는 잎은 마디마다 2매씩 마주난다. 그러나 꽃대 바로 밑에는 잎조각 하나만 달린다. 잎조각의 가장자리에는 고른 생김새의 톱니가 규칙적으로 배열되어 있으며 잎조각의 길이는 7~15cm이다.
9~10월에 줄기와 가지 끝에 꽃잎이 없는 노란 꽃이 1.5cm 정도의 지름으로 둥글게 뭉쳐 핀다. 뭉쳐 피는 꽃의 바로 밑에는 잎조각과 같은 생김새의 작은 꽃받침이 둥글게 배열되어 있다.
꽃이 핀 뒤 길쭉한 가시와 같은 씨가 생기는데 끝에 갈고리와 같은 털이 있어서 사람 옷이나 짐승의 털에 붙어 멀리 운반된다.

먹는 방법   봄에 연한 순을 뜯어 나물로 무쳐 먹거나 국거리로 한다. 쓴맛이 나므로 데쳐서 두어 시간 우려낸 다음 조리한다. 같은 종인 도깨비바늘과 까치발도 같은 방법으로 먹는다.

01 가막사리와 같은 종인 도깨비바늘
02 초가을에 가막사리의 꽃이 핀 모습

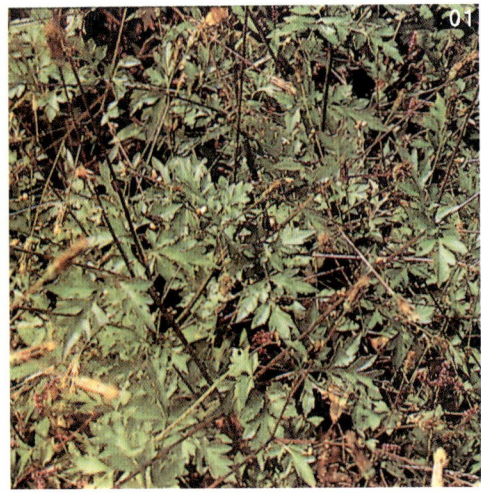
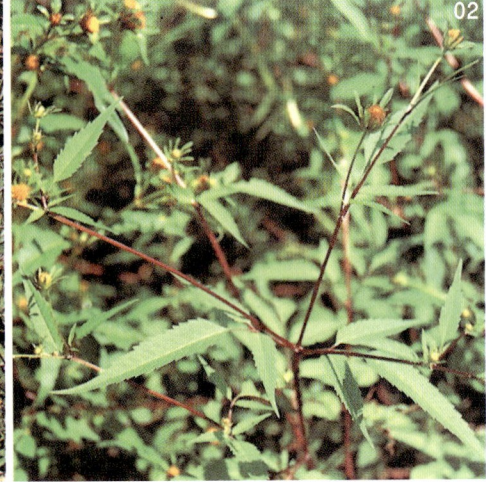

갈퀴나물 갈퀴덩굴

Vicia amoena FISCH | 콩과

찾는 방법 양지바른 들판의 풀밭에서 자라나는 넝쿨성의 여러해살이풀이다. 줄기는 연하고 모가 져 있으며 다른 풀이나 관목으로 기어오르면서 1m 안팎의 길이로 자란다.
잎은 5~7장의 잎조각이 깃털 모양으로 모여 이루고 있으며 잎끝은 덩굴손 모양으로 변하고 있다. 이러한 생김새의 잎이 마디마다 어긋나게 자리한다.
6~9월 사이에 윗부분의 잎겨드랑이마다 긴 꽃대가 자라나 길이가 12mm쯤 되고 나비와 같은 생김새의 분홍빛을 띤 보랏빛 꽃이 여남은 송이가 뭉쳐 핀다. 꽃 빛깔이 뚜렷하고 많은 꽃이 뭉쳐 피기 때문에 대단히 아름다우며 쉽게 눈에 띈다.
꽃이 피고 난 뒤에는 길이 2.5cm쯤 되는 꼬투리가 생겨나는데 그 속에 작은 콩처럼 생긴 씨가 서너 알 들어 있다.

먹는 방법 어린순을 나물로 해서 먹는데 대단히 연하고 부드럽기 때문에 꽃피기 전까지 여러 차례 따 먹을 수 있다. 쓴맛이 전혀 없으므로 가볍게 데쳐 찬물에 한 번 헹구어 그대로 조리하면 된다.
갈퀴나물뿐만 아니라 같은 종인 넓은잎갈퀴나물이나 등갈퀴나물, 벌왕두 및 해변에 나는 갯왕두도 같은 방법으로 먹을 수 있으며 맛이 좋다.

여름에 꽃을 피운 갈퀴나물. 어린 잎도 이와 같다

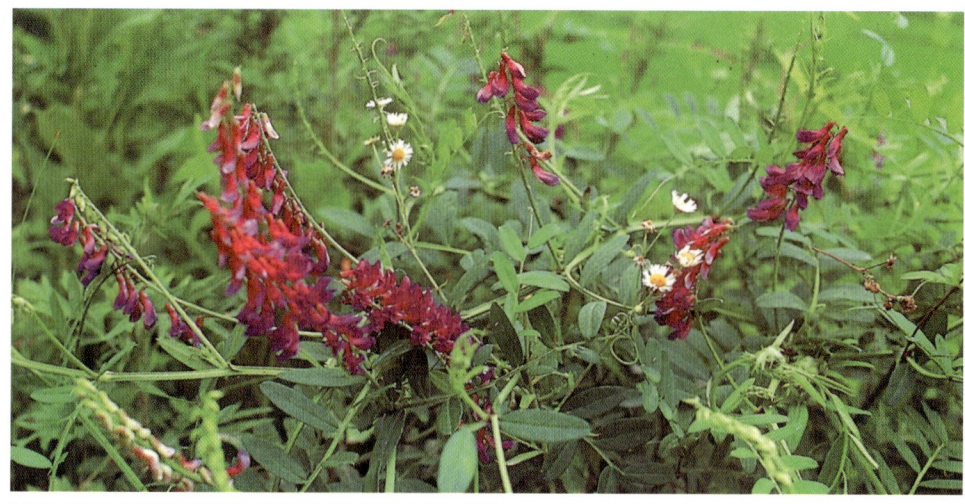

개갓냉이 쇠냉이

Rorippa sublyrata FR. et SAV | 배추과

찾는 방법　풀밭이나 밭 가장자리, 도랑가 등 양지바른 자리에 나는 여러해살이풀로서 토양 습도가 윤택한 자리를 좋아하는 경향이 있다.

약간의 갈색 기운을 띤 줄기는 곧게 서면서 여러 갈래로 갈라져 20~50cm 정도의 높이로 자란다.

이른봄에 뿌리에서부터 자란 잎은 둥글게 배열되어 땅을 덮고 있으며, 반 이하의 부분이 깃털 모양으로 갈라지고 가장자리에는 불규칙한 톱니가 나 있는데 길이는 15cm 안팎이다. 줄기가 자라나면서 생겨나는 잎은 피침형으로 갈라지지 않으며 가장자리에 무딘 톱니가 있고 마디마다 서로 어긋나게 자리한다. 또한 줄기에서 나는 잎은 잎자루가 없다.

5~6월에 가지 끝에서 지름이 4mm쯤 되는 노란 꽃이 술모양으로 뭉쳐 차례로 피어오른다. 비슷한 생김새를 가진 속속이풀은 뿌리에서 자라나는 잎이 깃털꼴로 깊게 갈라진다는 점에서 쉽게 구별할 수 있다.

먹는 방법　갓과 같은 매운맛이 나며 김치나 생채로 해서 먹는 방법과 나물로 무쳐 먹는 방법이 있다. 나물로 할 때에는 가볍게 데쳐서 조리한다. 날것을 다진 고기와 함께 기름으로 볶아 먹어도 맛이 좋다. 속속이풀도 개갓냉이와 같은 방법으로 먹는다.

01 5~6월에 꽃이 핀 개갓냉이
02 개갓냉이의 어린 잎
03 개갓냉이와 같은 종인 맛 좋은 속속이풀

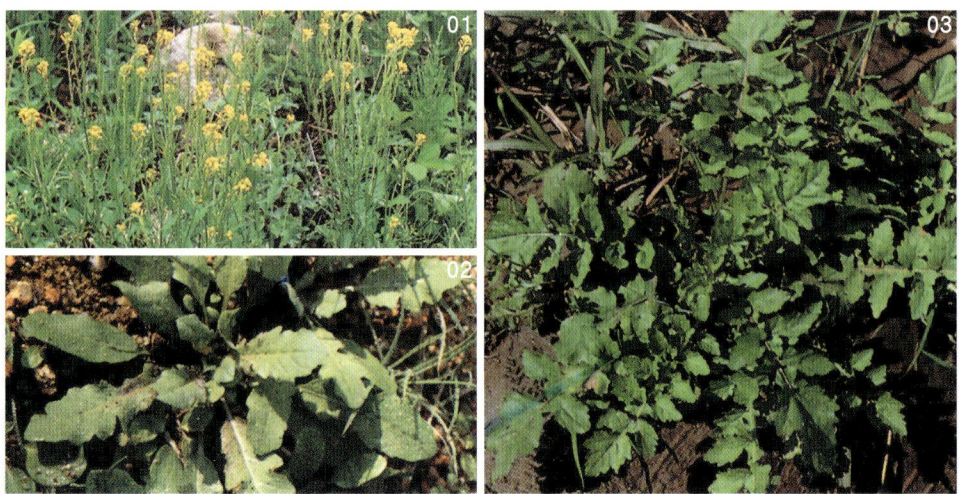

개망초 버들개망초·망국초

Erigeron annuus PERS | 국화과

찾는 방법 도처의 풀밭이나 절개지, 길가 등에서 흔히 볼 수 있는 두해살이풀로 어린 묘의 상태로 겨울을 나고, 이듬해 초여름 꽃이 핀 다음에 말라 죽는다. 원산지는 북미이나 구한말에 들어와 지금은 전국적으로 퍼져 있다.

줄기는 60cm 안팎의 높이로 곧게 자라며 윗부분에서 약간 갈라지는데 온몸에 잔털이 나 있다. 겨울을 나는 어린 묘의 잎은 길이가 6cm 정도로 과꽃의 잎과 흡사하며 둥글게 배열되어 땅을 덮는다. 줄기에 나는 잎은 길쭉해서 버들잎과 같으며 길이는 5~15cm이고 가장자리에는 톱니가 드문드문 있다. 또한 모든 잎의 앞면과 뒷면에는 부드러운 털이 많이 나 있다. 초여름에 가지 끝에 지름이 2cm 정도 되는 흰 꽃이 여러 송이 피며 꽃의 중심부는 노란빛이다. 같은 종인 망초는 개망초와 비슷하게 생겼으나 키가 좀더 크고 꽃은 한여름에 피며 꽃잎은 아주 작고 연한 초록빛이다.

먹는 방법 잎이 연하기 때문에 꽃피기 전까지 여러 차례 순을 뜯어다가 나물이나 국거리로 해서 먹는다. 쓴맛이 별로 없으므로 가볍게 데쳐 찬물에 잠시 우려내어 조리하면 된다. 망초도 같은 요령으로 먹는데 맛은 거의 같다.

01 개망초가 꽃 피어 있는 모습 02 꽃피기 이전의 망초 잎 03 개망초의 어린 잎 04 망초의 봄철 어린 잎

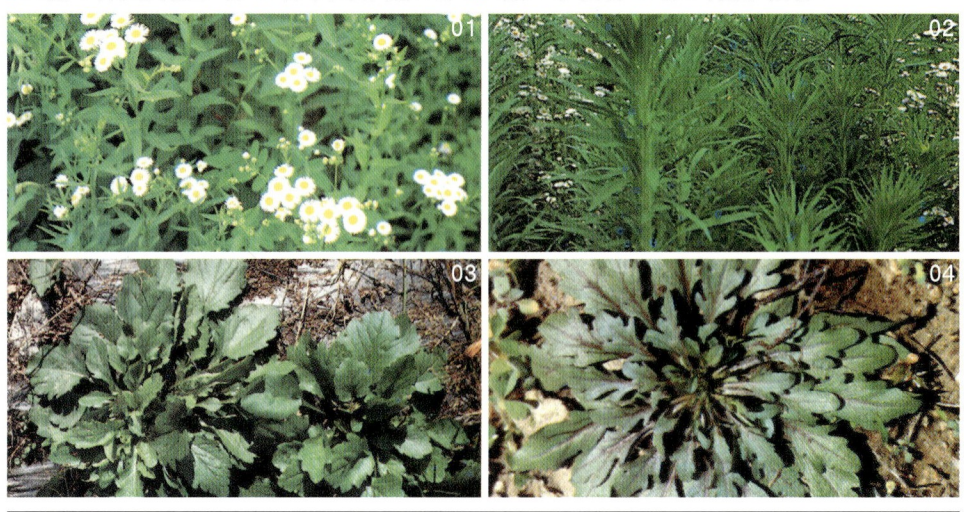

개미취 자원

Aster tataricus var. hortensis NAKAI | 국화과

찾는 방법 비교적 낮은 산의 중턱 양지바른 풀밭에 나는 키 큰 여러해살이풀이다. 줄기는 곧고 약간의 가지를 치면서 1.5~2m의 높이로 자란다.

온몸이 까칠까칠한 털로 덮여 있으며 뿌리에서 자라나는 잎은 길이가 65cm에 이르며 밑 쪽이 점차 좁아지다가 꽃이 필 무렵에는 없어진다. 줄기에 나는 잎은 20~30cm 길이에 길쭉한 타원형인데 마디마다 서로 어긋나게 자리하며 위로 올라갈수록 작아진다.

잎몸은 잎자루를 따라 날개 모양으로 자라며 잎자루 역시 위로 올라갈수록 점차적으로 짧아진다. 잎 가장자리에는 톱니가 있는데 뿌리에서 자란 잎의 톱니는 물결처럼 둥그스름하고, 줄기에 나는 잎의 톱니는 날카롭고 좁은 간격으로 배열되어 있다.

8~10월에 가지와 줄기 끝에 지름이 2~2.5cm쯤 되는 연보랏빛 꽃 여러 송이가 우산형에 가까운 모양으로 모여 핀다.

먹는 방법 취나물의 일종으로 어린 잎을 나물로 해 먹는다. 쓴맛이 강하므로 보통 데쳐서 오랫동안 찬물에 담구어 쓴맛을 우려낸 다음, 말려서 갈무리해두었다가 다시 데쳐서 묵나물로 해 먹는다.

가을에 꽃을 피운 개미취. 어린 잎은 넓고 크다

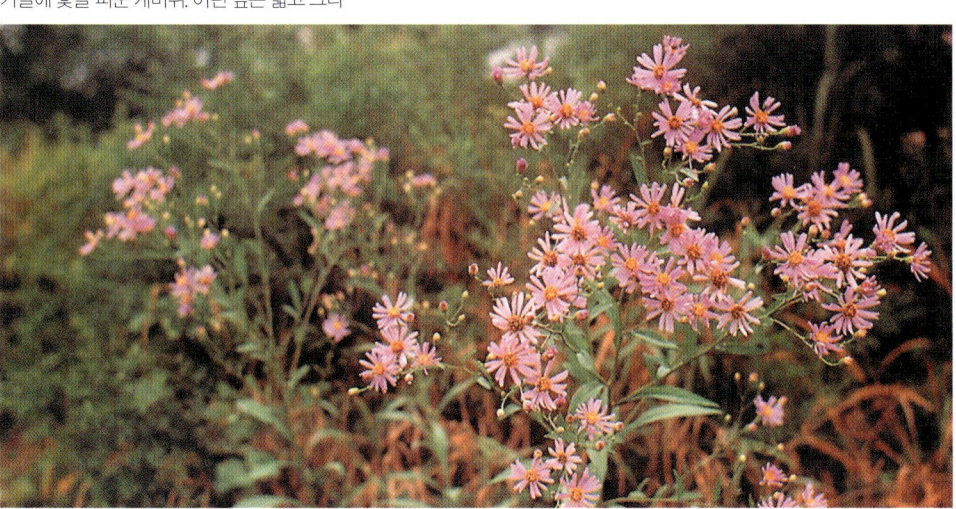

개쑥갓

Senecio vulgalis L | 국화과

찾는 방법 유럽 원산의 한해살이풀인데, 우리나라 전역에 분포하여 인가 주위나 밭 가장자리와 같은 곳에서 흔히 볼 수 있다. 들쑥갓이라고도 한다.

줄기는 밑동에서부터 여러 개의 가지를 치면서 곧게 서거나 비스듬히 자라 30cm 안팎의 높이에 이르며 쑥갓과 흡사한 외모를 가지고 있다.

두텁고 많은 물기를 지닌 잎은 마디마다 서로 어긋나게 자라며 아래쪽에 나는 잎은 잎자루가 있으나 위쪽의 잎은 잎자루가 없으며 밑부분이 약간 줄기를 감싼다. 아래쪽에 자리한 잎은 피침형 또는 계란형이고 위쪽의 잎은 길쭉한 타원형인데 모두 깃털 모양으로 불규칙하게 갈라져 있다. 잎 가장자리에는 고르지 않은 톱니가 나 있다.

꽃은 가지와 줄기 끝에 꽃잎이 없는 노란 꽃 여러 송이가 술 모양으로 뭉쳐 핀다. 꽃은 연중 피지만 가장 많이 피는 시기는 5~8월이다. 꽃이 지고 나면 흰 솜털이 달린 씨가 생겨난다.

먹는 방법 어린순을 꺾어 나물로 해먹는데 향기와 맛이 쑥갓과 흡사하며 부드럽다. 쓴맛이 없으므로 가볍게 데쳐 찬물로 한 차례 헹구어 그대로 간을 맞춘다. 데친 것을 전골에 넣거나 계란말이로 해도 맛이 좋다.

01 성숙하게 자라나 꽃을 피운 개쑥갓. 어린 잎의 생김새는 쑥갓과 같다
02 개쑥갓의 꽃

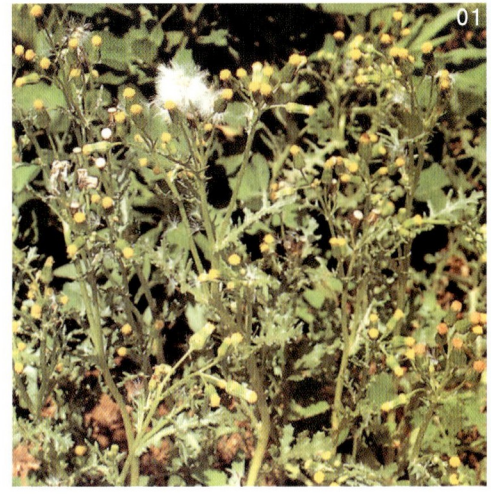
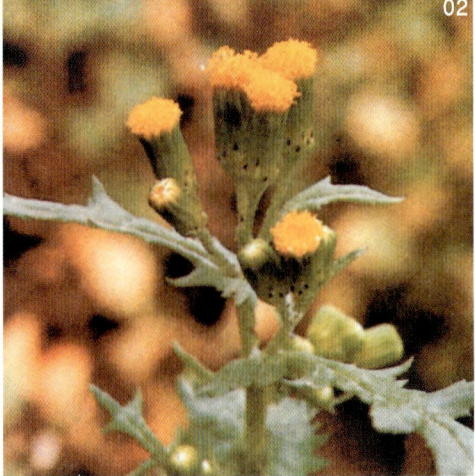

거북꼬리

Boehmeria tricuspis MAKINO | 쐐기풀과

찾는 방법 산기슭의 숲과 풀밭이 이어지는 양지바른 자리에서 흔히 볼 수 있는 여러해살이풀인데, 성숙한 것은 마치 키 작은 관목처럼 보인다.

네모난 줄기는 붉게 물들며 한자리에서 여러 대가 난다. 처음에는 곧게 자라다가 클수록 밑으로 처지며 1m 안팎의 길이에 이른다.

넓은 계란형의 잎이 마디마다 2매씩 마주나며 끝이 세 갈래로 갈라진 모습이 마치 거북꼬리 같아서 이런 이름이 붙여졌다. 잎의 밑부분에서 갈라져나간 세 개의 잎맥이 뚜렷하고 가장자리에는 고르지 않은 큰 톱니가 있으며, 잎 뒷면의 잎맥 위에는 잔털이 산재한다. 잎의 길이는 7cm 안팎이다.

7~8월에 잎겨드랑이로부터 자란 긴 꽃대에 꽃잎을 가지지 않은 초록빛 꽃이 끄나풀 모양으로 뭉쳐 핀다. 암꽃과 수꽃이 각기 따로 피는데 암꽃은 가지 위쪽 잎겨드랑이에 뭉쳐 피고 수꽃은 가지 아래쪽의 잎겨드랑이에 뭉쳐 핀다.

먹는 방법 봄철에 연한 순을 뜯어서 나물로 해 먹는다. 때로는 국거리로 하기도 하는데 끓는 물에 데쳐서 반나절가량 찬물에 담가 쓴맛을 제거한 다음 조리를 해야 맛이 좋다.

01 여름에 끄나불 모양의 꽃을 피운 거북꼬리
02 거북꼬리의 어린 잎

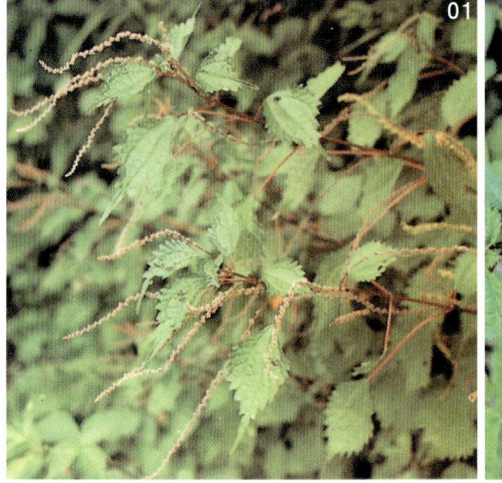
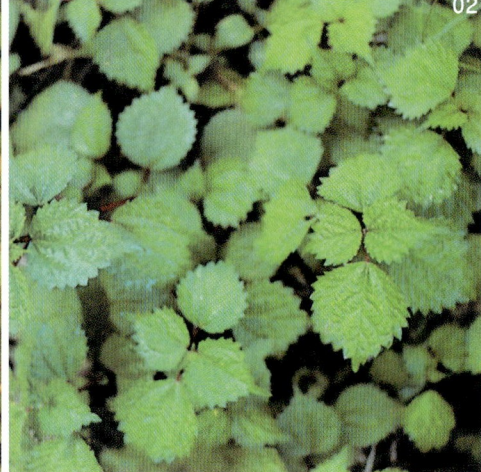

고들빼기 참고들빼기

Ixeris sonchifolia HANCE | 국화과

찾는 방법 양지바른 들판을 비롯하여 인가 주위나 폐경지 등에서 흔히 자라는 두해살이풀이다. 보랏빛을 띤 붉은빛으로 물든 줄기는 60cm 안팎의 높이로 곧게 자라나면서 많은 가지를 친다.
어린 묘의 상태로 겨울을 나는데 이때의 잎은 둥글게 배열되어 땅표면을 덮으며, 길이는 2.5~5cm로서 길쭉한 타원형이고 가장자리는 빗살처럼 갈라진다. 잎 앞면은 녹색이고 뒷면은 회청색(灰靑色)인데 전혀 털이 없으며 줄기에 나는 잎은 길쭉한 타원형으로 길이가 2.5~6cm 정도이며 마디마다 어긋난다.
또한 밑부분이 넓어지면서 줄기를 감싸며 가장자리에는 불규칙한 결각상의 톱니가 있고 위로 올라갈수록 작아진다.
5~6월경 가지 끝에 여러 송이의 노란 꽃이 술모양으로 모여 피는데 초가을에 꽃이 피는 것도 있다.
전체적으로 비슷한 생김새에 잎이 빗살 모양으로 갈라지지 않는 것을 이고들빼기라고 한다.

먹는 방법 떫은맛이 있으나 이른봄에 어린 싹을 나물로 해먹으면 입맛을 돋우어준다. 또한 늦가을에 뿌리를 캐어 물에 담가 떫은맛을 우려낸 다음 김치로 담가 밑반찬으로 삼는다. 이고들빼기도 같은 방법으로 먹는다.

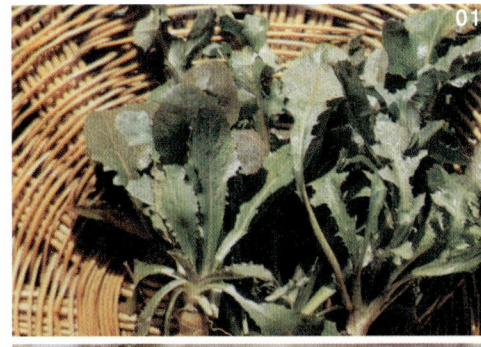

01 봄에 캐어낸 어린 고들빼기
02 5~6월에 꽃을 피운 고들빼기
03 8~9월경 이고들빼기의 꽃이 핀 모습

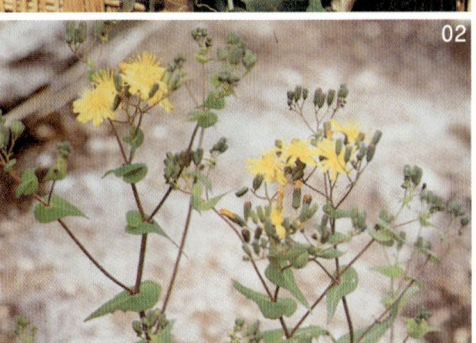

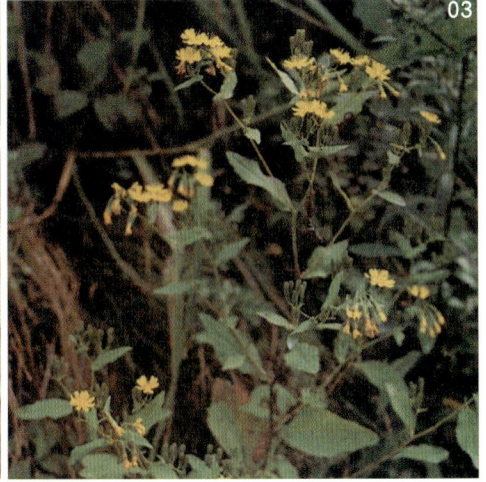

고마리 고만이·꼬마리

Persicaria thunbergii H. GROSS | 여뀌과

찾는 방법 냇가나 도랑가 등 다습한자리에 군락을 이루면서 자라는 한해살이풀로서 양지나 음지를 가리지 않는다.

반덩쿨성의 줄기는 가지를 치면서 비스듬히 자라나 길이가 1m에 이른다. 모가 나 있는 줄기에는 갈고리와 같은 생김새의 작고 예리한 가시가 연이어 나 있다.

밑부분이 날개처럼 벌어져서 갈라진 창처럼 생긴 잎이 마디마다 서로 어긋나게 자리하며 길이는 4~7cm이다. 잎가장자리에는 톱니가 없고 밋밋하며 잎 양면에는 극히 짧은 털이 빽빽하게 나 있다. 잎자루와 잎 뒷면의 잎맥 위에는 줄기의 경우와 마찬가지로 갈고리와 같은 작은 가시가 돋아 있다.

잎겨드랑이에는 나팔과 같은 생김새의 받침잎이 원대를 감싸는 상태로 자리하고 있으며 가장자리에는 미세한 톱니가 나 있다.

8~9월경 가지 끝에 지름이 3mm쯤 되는 작은 꽃이 열 송이 가량 둥글게 뭉쳐 핀다. 꽃잎은 없고 다섯 매의 꽃받침이 분홍빛으로 물들어 꽃잎처럼 보인다.

먹는 방법 봄철에 자라나는 어린 싹을 채취하여 나물로 무쳐 먹는다. 초가을에는 작은 잎과 꽃을 함께 따서 날것대로 밀가루반죽을 입혀 튀김으로 해서 먹는데 맛이 매우 좋다.

01 봄철에 자란 고마리의 어린 잎
02 8~9월경에 꽃이 핀 고마리

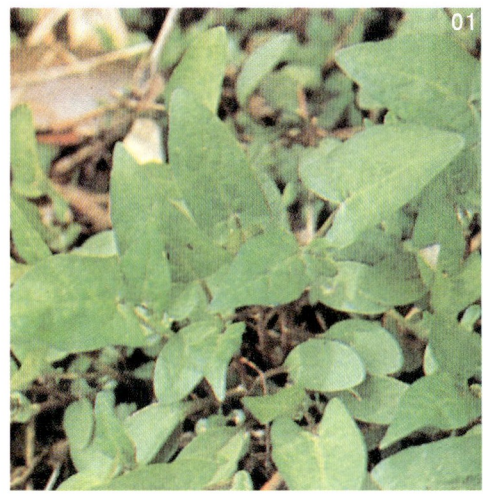
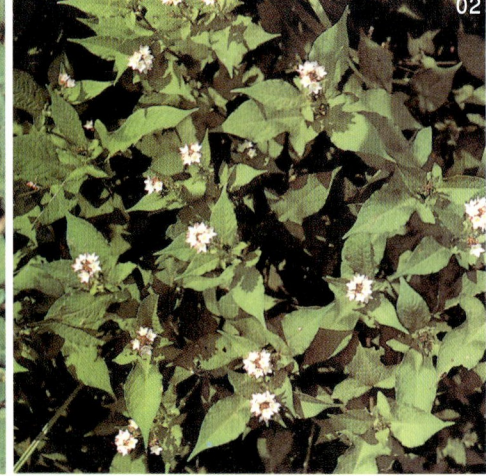

고사리

Pteridium aquilinum var. latiusculum VNDERW | 고사리과

찾는 방법 산록지대의 햇볕이 잘 드는 풀밭에 나는 여러해살이풀이다. 굵은 땅속줄기가 옆으로 뻗으면서 군데군데에 잎이 나오고, 잘 자란 것은 높이 1m에 이른다.
갓 자라나는 것은 잎이 주먹처럼 둥글게 감겨 있고 흰솜털로 덮여 있다. 잎자루는 20~80cm의 길이에 연한 볏짚색이고 거의 털이 없으나 흙속에 묻힌 밑부분은 흑갈색이고 털이 나 있다.
완전히 자란 잎은 계란형에 가까운 세모 모양으로 길이와 너비가 50cm 이상 되고, 세 번 되풀이해서 깃털 모양으로 갈라지며 뒷면에 약간의 털이 나 있다. 갈라진 조각은 길쭉한 타원형이고 끝이 무디며 가장자리에는 톱니가 없고 밋밋하다. 또한 잎조각은 뒤로 말리는 경향이 있다.
성숙한 잎의 뒷면에는 가장자리를 따라 길게 홀씨주머니가 생겨난다.

먹는 방법 어린 잎줄기를 나물로 해서 먹는데 육개장이나 지짐이, 빈대떡 등에도 넣는다. 떫은맛이 강하므로 쌀뜨물이나 알칼리수에 하룻밤 담갔다가 연해질 때까지 삶고, 두어 시간 우려낸 다음 말려서 갈무리한다. 갈무리하는 동안에 떫은맛이 저절로 없어지므로 이것을 다시 삶아 조리한다. 고비와 꿩고비도 같은 요령으로 조리해서 먹는다.

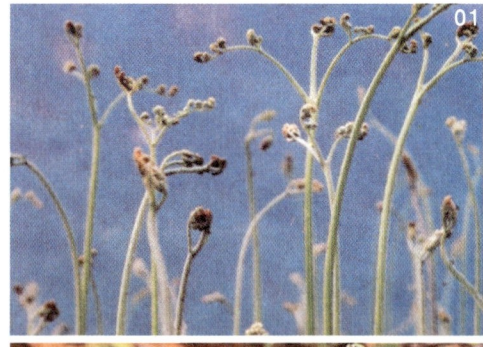
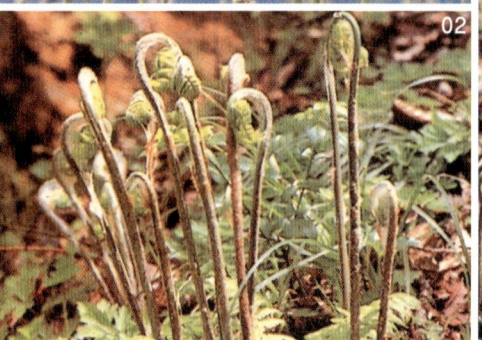
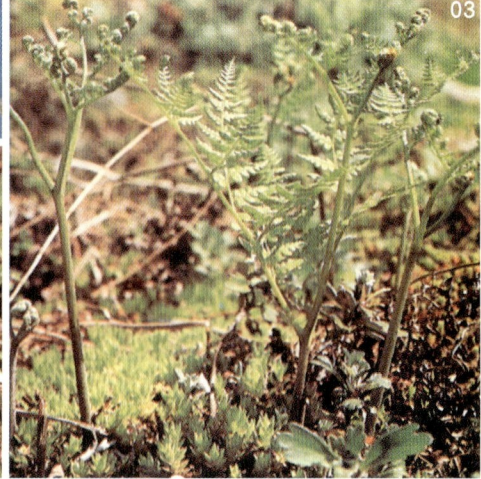

01 이른봄에 채취 식용하는 어린 고사리
02 이른봄에 채취하는 고비의 어린 잎줄기
03 봄이 지나 잎이 펼쳐지는 고사리의 모습

고추나무 고춧대나무

Staphylea bumalda var. typica NAKAI | 고추나무과

찾는 방법 산골짜기의 계곡 근처에서 흔히 볼 수 있는 키 작은 낙엽활엽수로서 크게 자라면 높이가 3~5m까지 이른다. 회녹색빛의 잔가지를 많이 치며 어린 가지에는 털이 없다.
계란형의 잎조각 세 개가 모여 하나의 잎을 이루며 마디마다 두 매의 잎이 마주 자리한다. 잎조각의 길이는 4~5cm이고 앞면은 짙은 녹색으로 윤기가 나며 뒷면은 회록색으로 잎맥 위에 약간의 털이 나 있다. 잎조각 가장자리에는 바늘과 같은 생김새의 잔 톱니가 규칙적으로 나 있고 잎자루의 길이는 2~3cm이다.
5~6월에 가지 끝에 여남은 송이의 흰 꽃이 이삭 모양으로 뭉쳐 핀다. 다섯 매의 꽃잎으로 이루어진 꽃의 지름은 1cm도 채 안 되며 완전히 펼쳐지지 않는다.
꽃이 핀 뒤에 생겨나는 열매는 반원형이고 공기주머니처럼 부풀어 있으며 끝부분이 두 갈래로 갈라져 있다. 9~10월에 연한 갈색으로 물들며 속에 2~4개의 씨가 있다.

먹는 방법 봄에 연한 순을 나물이나 국거리로 삼는데 튀김으로 해도 좋다. 쓴맛이 전혀 없으며 부드럽고 감칠맛이 있다. 나물이나 국거리로 할 때에는 가볍게 데치고 튀김으로 할 때에는 날것을 그대로 쓴다.

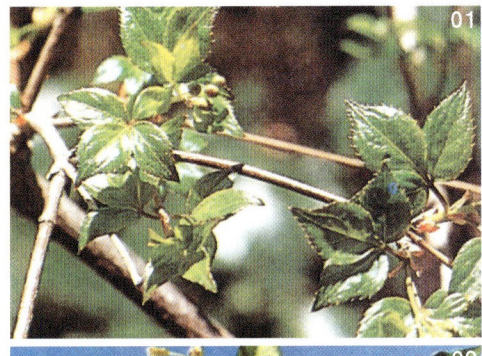
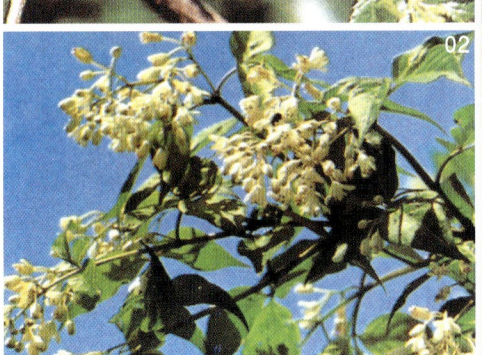
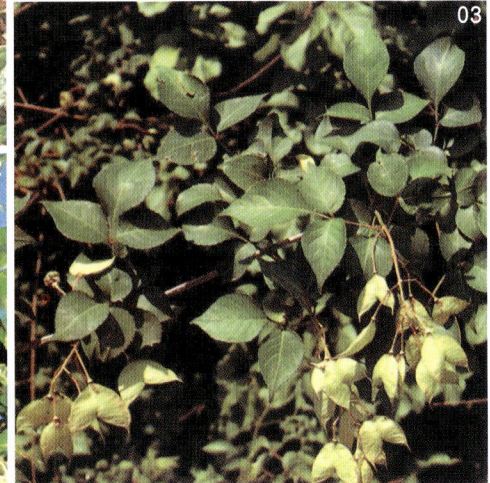

01 봄에 돋아난 고추나무의 어린 잎
02 5~6월에 핀 고추나무의 꽃
03 꽃이 핀 뒤에 생겨난 고추나무의 열매

괭이밥 시금초·괴승애

Oxalis corniculata L | 괭이밥과

찾는 방법 양지바른 뜰이나 둑, 길가, 밭 등에 나는 키 작은 여러해살이풀로서 몸 속에 수산(蓚酸)이라는 산성분이 함유되어 있어서 씹으면 신맛이 난다.

원뿌리가 깊게 땅속으로 들어가 여러 곳으로부터 많은 대가 나와 여러 개의 가지를 치면서 비스듬히 자라나 10cm 안팎의 높이에 이른다.

잎은 서로 어긋나게 자리하며 긴 잎자루 끝에 세 개의 잎조각이 모여 하나의 잎을 이루는데 토끼풀과 비슷하게 생겼다. 잎조각은 하트 모양이고 길이와 너비가 1~1.5cm가량 되며, 가장자리에는 톱니가 없고 밋밋하며 뒷면과 더불어 털이 나 있다.

꽃은 봄부터 여름까지 계속 피며 잎겨드랑이에서 곧게 자란 긴 꽃대 끝에 1~8송이의 노란 꽃이 우산형으로 모여 차례로 핀다. 꽃의 지름은 8mm 안팎이고 다섯 매의 꽃잎으로 이루어지는데 흐린 날이나 밤에는 잎과 더불어 오므라드는 습성이 있고 길쭉한 기둥꼴의 열매는 익으면 저절로 터져 씨를 날려보낸다.

먹는 방법 어린 잎을 뜯어 나물로 해 먹는다. 가볍게 데쳐 한 번 헹구어 물기를 짜낸 다음 간을 한다. 수산의 신맛이 즐길 만하여 어린아이들은 심심풀이로 생잎을 따먹는다.

괭이밥의 잎과 꽃. 봄부터 가을까지 계속 꽃이 핀다.

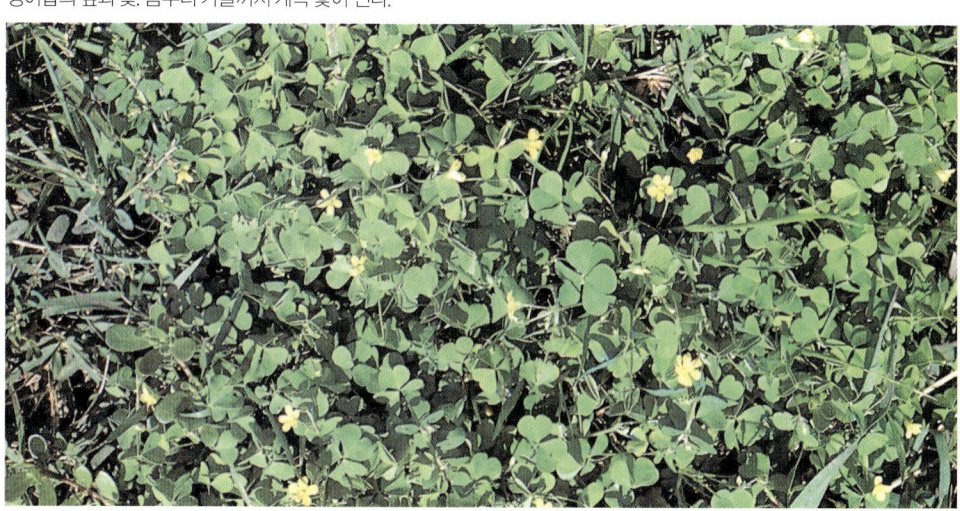

구기자나무

Lycium chinense MILL | 가지과

찾는 방법 마을 부근의 들이나 냇가의 언덕과 같은 양지바른 곳에 나는 키 작은 낙엽활엽수로 때로는 심어 가꾸기도 한다.

원줄기는 비스듬히 자라면서 끝이 밑으로 처지지만, 때로는 다른 물체에 기대어 서서 자라기도 하는데 이런 경우에는 키가 2m를 넘기도 한다. 잔가지는 황회색이고 털이 없으며 흔히 잔가시가 곳곳에 나 있다. 길쭉한 계란형에 길이가 3~6cm에 이르는 잎은 마디마다 서로 어긋나게 나는데 때로는 한자리에 여러 장이 뭉쳐 달리기도 한다. 가장자리에는 톱니가 없고 밋밋하며 1cm 정도의 길이의 잎자루를 가지고 있다.

6~9월에 가지의 반 이상에 해당되는 부분의 잎겨드랑이마다 1~4송이의 보랏빛 꽃이 모여 핀다. 다섯 매의 꽃잎으로 구성된 꽃의 생김새는 가지의 꽃과 흡사하며 지름은 1cm 안팎이다. 꽃진 뒤 길쭉한 계란형의 작은 열매가 달려 붉게 익는다.

먹는 방법 연한 순을 나물 또는 나물밥으로 해서 먹는다. 쓰거나 떫은맛이 없으므로 나물밥을 지을 때에는 순을 날것대로 잘게 썰어 쌀과 섞어 밥을 지으면 된다. 익은 열매로 10배량의 소주에 담근 구기주는 강장, 보양의 효과가 높다.

01 여름에 핀 구기자나무의 꽃과 잎
02 늦가을에 익은 구기자나무의 열매

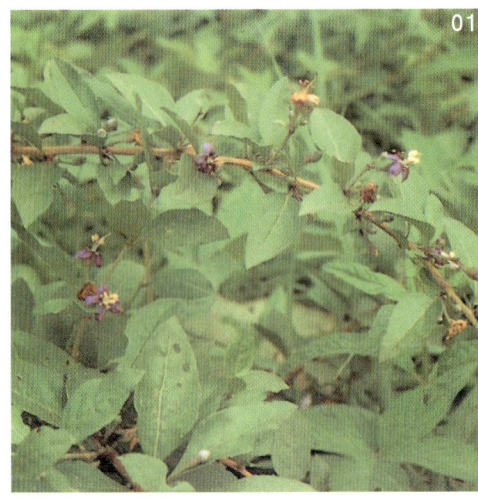
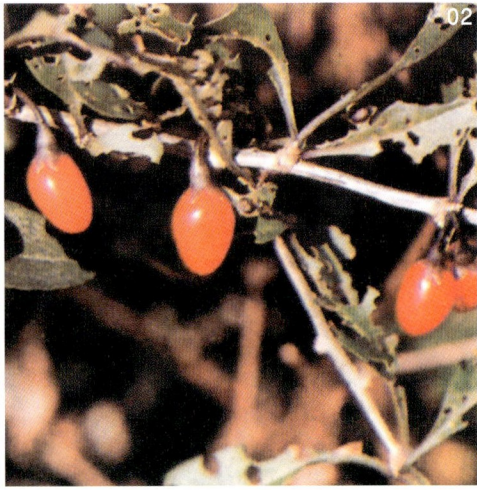

궁궁이 토천궁

Angelica polymorpha MAX | 미나리과

찾는 방법 산골짜기의 냇가와 같이 물기가 많은 곳에 자라는 여러해살이풀이다. 털이 없는 굵은 줄기가 약간의 가지를 치면서 80~150cm의 높이로 곧게 자란다.

뿌리에서 난 잎과 줄기 밑부분에 달린 잎은 20~30cm 길이에 긴 잎자루를 가지고 있다. 잎의 전체적인 생김새는 삼각형인데 3~5cm 길이의 잎조각이 많이 모여 이루어져 있으며 세 갈래로 서너 번 갈라지는 규칙적인 배열 상태를 보인다.

잎조각의 가장자리에는 결각처럼 생긴 톱니가 있다. 윗부분에 생기는 잎은 퇴화하여 길이가 4~5cm밖에 되지 않으며 잎자루만 발달하고 있다. 모든 잎자루는 줄기나 가지를 감싸는 상태로 붙어 있으며 가장자리의 부분이 날개처럼 발달하여 배(船)처럼 보인다.

8~9월경 가지 끝에 여러 갈래로 갈라진 꽃대가 자라 올라와 각기 20~40송이의 작고 흰 꽃이 뭉쳐서 우산형으로 핀다.

먹는 방법 4월에 갓 자라나는 순을 나물로 무쳐 먹는다. 가볍게 데치기만 하면 되고 독특한 향기가 있어서 먹을 만하다. 생것을 잘게 썰어 계란국에 띄우는 것도 향기로워 즐길 만하다.

01 봄에 자란 궁궁이의 어린 잎
02 8~9월에 무성하게 자라나 꽃을 피운 궁궁이

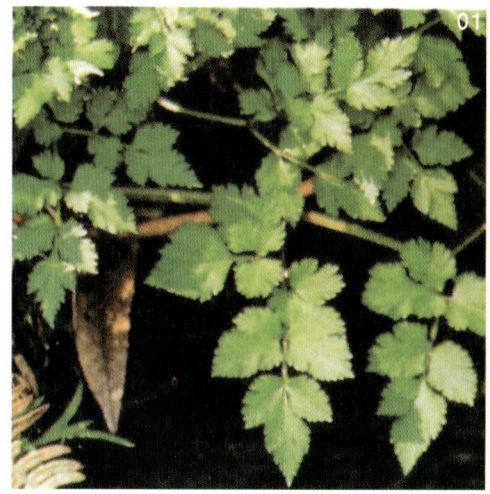
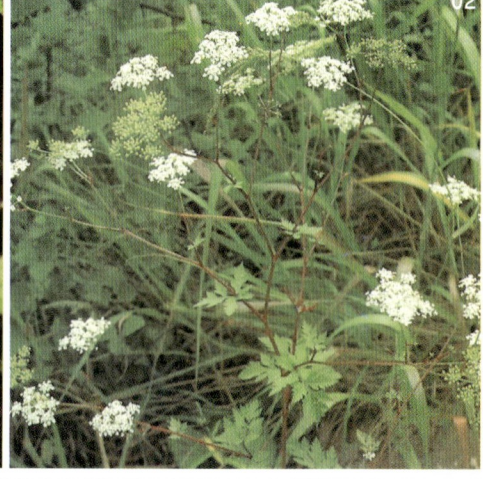

금불초

Inula britannica Subsp. japonica KITAM | 국화과

찾는 방법　들판의 양지바르고 습한 풀밭이나 논두렁 등에 자라는 여러해살이풀이다. 뿌리줄기가 뻗어나가면서 번식하기 때문에 한자리에 여러 개체가 집단적으로 자란다. 줄기는 50cm 안팎의 높이로 곧게 자라며 거의 가지를 치지 않는다.

뿌리에서 자라나는 잎과 줄기 밑부분에 달리는 잎은 작으며 꽃이 필 무렵에는 말라 없어진다. 버들잎 모양의 잎은 줄기 한가운데에 어긋나고 잎자루는 없으며, 피침형으로 밑부분이 둥글게 줄기를 에워싼다. 잎 양면에는 약간 빳빳한 잔털이 있고 가장자리에는 아주 작은 톱니가 드물게 나 있어서 밋밋하게 보인다. 5~10cm의 잎 길이는 줄기 윗부분으로 갈수록 점차 작아져 1~2cm의 길이로 자란다.

꽃은 7~9월경 황금빛으로 4~5송이 아름답게 핀다. 꽃의 지름은 3~4cm이다. 잎이 더 좁은 것을 가는잎금불초라고 한다.

먹는 방법　가는잎금불초와 함께 줄기가 자라나기 전의 어린 싹을 나물이나 국거리로 해 먹는다. 맵고 쓴맛이 강하므로 데친 다음 찬물로 오랫 동안 잘 우려내어 각종 양념으로 무치거나 된장국에 넣어 끓여 먹는다.

여름에 꽃이 핀 금불초. 어린 잎도 버들잎처럼 생겼다. 사진 중심에 있는 주름잡힌 잎은 다른 풀이다

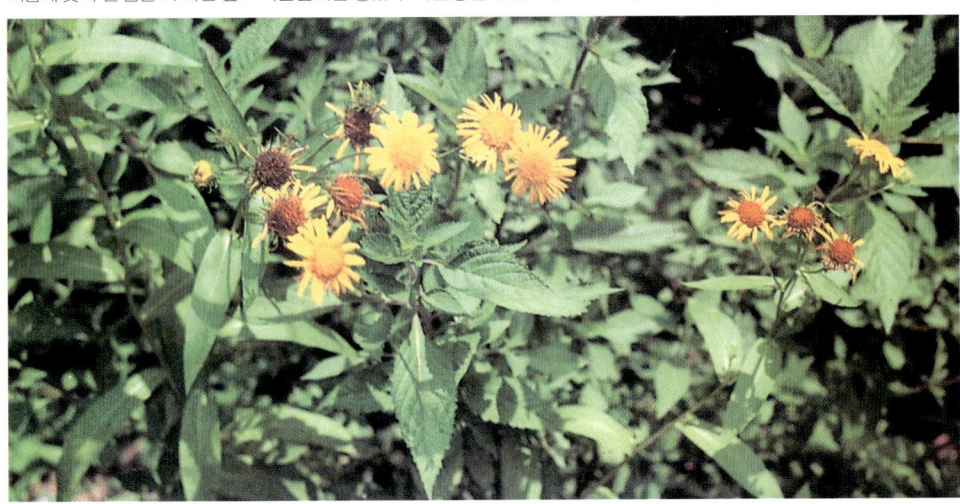

기름나물 참기름나물

Peucedanum terebinthaceum FISCH | 미나리과

찾는 방법 산의 양지바르고 약간 습한 땅에 나는 여러해살이풀 또는 세해살이풀로서 비교적 많은 가지를 친다.

줄기는 보랏빛 기운이 감도는 붉은빛으로 30~90cm 정도의 높이로 곧게 자란다.

깃털 모양으로 두 번 갈라진 잎은 5~10cm 정도의 길이에 잎자루의 밑부분은 다른 미나리과 식물처럼 발달되어 있지 않다. 작은 잎은 3cm 안팎으로 계란형인데 깃털 모양으로 갈라지고 많은 결각과 뾰족한 톱니를 가지고 있다. 윗부분에 생겨나는 잎은 퇴화하여 아주 작다. 온몸에 털이 없으나 가지 끝부분에는 약간의 잔털이 있다.

7~9월 무렵에 줄기와 가지 끝이 10~15개의 꽃대로 갈라져 각기 20~30송이의 작고 흰 꽃이 우산형으로 뭉쳐 핀다. 꽃의 지름은 2mm 안팎이며 꽃이 핀 뒤 씨의 앞면에는 기름기가 흐른다.

먹는 방법 자라나는 새순을 나물로 하거나 또는 생채로 먹는다. 나물로 할 때에는 가볍게 데쳐야만 향긋하고 맛이 좋다. 생채는 날것을 그대로 양념장이나 막장으로 연하게 무쳐서 먹는 방법이다. 이 방법으로 먹을 때에는 향기로운 맛이 한층 더할 뿐만 아니라 씹히는 맛 또한 일품이다.

여름에 꽃이 핀 기름나물. 어린 잎도 이와 거의 비슷하다
이 기름나물과 흡사하게 생긴 종류가 여러 가지 있으므로 잘 구분할 수 있도록 위 설명을 숙지하도록 한다

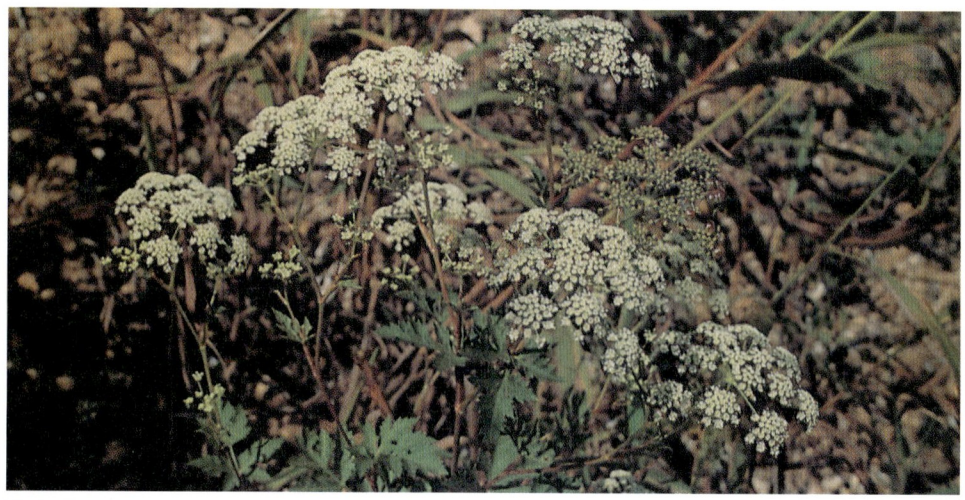

꽃마리 잣냉이·꽃다지

Trigonotis peduncularis BENTH | 지치과

찾는 방법 양지바른 들이나 밭둑 또는 길가에서 흔히 자라는 두해살이풀로 온몸에 아주 작은 털이 깔려 있다.
여러 대의 줄기가 한자리에서 돋아나 가지를 치면서 비스듬히 누워 20cm 안팎의 높이로 자란다.
겨울을 지낸 잎은 2~3cm 길이로 여러 장이 함께 둥글게 배열되어 땅거죽을 덮으며 계란형에 가까운 둥근형이고, 줄기에 나는 잎 역시 같은 생김새에 1~3cm의 길이로 마디마다 서로 어긋나게 자리한다. 잎자루는 밑쪽에 난 잎의 경우에는 길지만 위로 올라갈수록 짧아지다가 점차 없어진다.
꽃은 4~7월에 가지 끝에 피고 꽃대는 처음에 태엽처럼 감겨 있다가 풀리면서 지름이 2mm쯤 되는 연한 하늘빛 꽃이 차례로 피어오르고, 꽃이 질 무렵에는 20cm 안팎의 높이로 신장한다.
같은 종인 덩굴꽃마리는 잎이 크고 줄기가 덩굴처럼 길게 자라나며 꽃의 지름이 1cm에 이른다.

먹는 방법 덩굴꽃마리와 함께 이른봄에 어린 잎을 나물이나 나물 죽으로 해서 먹는다. 약간 맵고 쓴맛이 나므로 가볍게 데쳐서 두어 시간 동안 찬물로 우려낸 다음 조리하는 것이 좋다.

01 4~7월 사이에 꽃을 피우는 꽃마리. 어린 잎은 덩굴꽃마리와 비슷하다
02 꽃마리와 같은 종인 덩굴꽃마리의 어린 잎

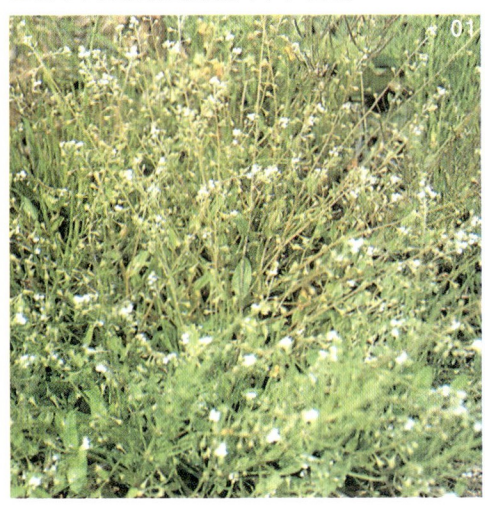
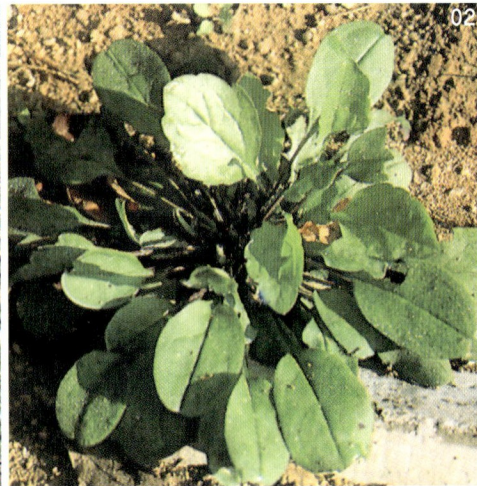

꿀풀 꿀방망이·가지골나물

Prunella vulgaris form. asiatica HARA | 광대나물과

찾는 방법　산지의 양지바른 풀밭에 흩어져 나는 여러해살이풀로서 전체에 짧은 흰 털이 나 있다. 네모난 줄기는 보랏빛을 띤 갈색빛으로 물들어 있으며 20~30cm의 높이로 곧게 자라고, 꽃이 진 다음에는 밑부분에서 곁가지가 자란다.

긴 타원형에 가까운 피침형의 잎이 마디마다 2~5cm의 길이로 마주난다. 가장자리는 밋밋하거나 또는 약간의 톱니가 나 있으며 1~3cm 길이의 잎자루는 윗부분에 나는 잎에서 없어진다.

5~7월에 곧게 선 줄기의 끝에 많은 보랏빛 꽃이 원기둥 모양으로 뭉쳐 핀다. 뭉친 길이는 3~8cm로서 마치 꽃방망이처럼 보이고, 많은 꿀을 분비하기 때문에 꿀방망이라고도 부른다. 꽃의 생김새는 입술 모양인데, 윗입술은 앞으로 굽어 투구 모양이고, 넓은 아래 입술은 세 갈래로 갈라지면서 가운데 조각에는 톱니가 나 있다.

꽃이 지고 난 뒤에는 원기둥 모양의 꽃이삭이 검게 말라 죽기 때문에 하고초(夏枯草)라고도 한다.

먹는 방법　줄기가 서기 전에 어린 싹을 나물로 먹는다. 또한 날것은 밀가루 반죽을 입혀 튀김으로 해 먹기도 한다. 튀기면 쓴맛이 없어진다.

01 봄에 자란 꿀풀의 어린 잎
02 5~7월 사이에 꽃이 핀 꿀풀

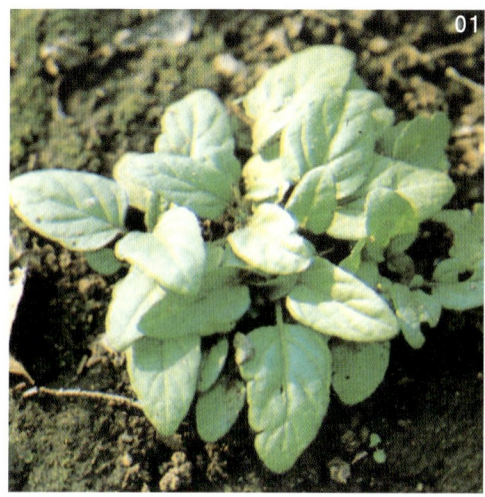
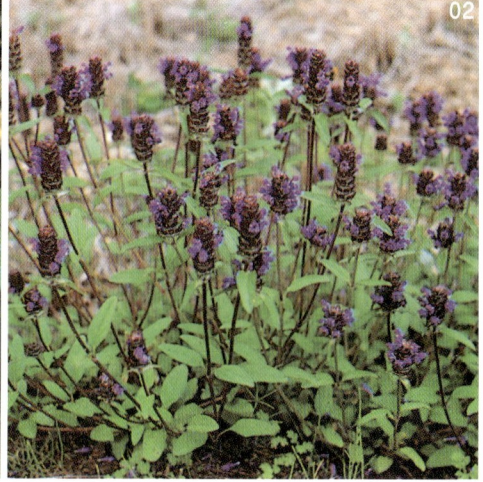

꿩의다리

Thalictrum aquilegifolium L | 미나리아재비과

찾는 방법 산의 양지밭에서 흔히 자라나는 여러해살이풀로 1m 안팎의 높이로 자란다.
줄기에는 여러 개의 줄이 평행으로 나 있으며 속이 비어 있고, 녹색 또는 연한 자주색 바탕에 흰가루를 쓰고 있는 듯이 보인다.
서로 어긋나게 자리하는 잎은 2~3번 깃털 모양으로 갈라져 있으며 전체적인 생김새는 세모형이다. 밑부분에 나는 잎은 긴 잎자루를 가지고 있으나 위쪽에 나는 잎일수록 짧아지다가 점차 없어진다.
잎조각은 하트 모양에 가까운 둥근꼴로 1.5~3cm의 길이에 끝이 세 개로 갈라지는데 때로는 네 개로 갈라지는 것도 있다. 갈라진 끝은 둥글고 가장자리는 밋밋하다.
7~8월경 가지 끝에 지름이 1.5cm쯤 되는 흰술처럼 생긴 꽃이 큰 우산형으로 모여 핀다. 꽃은 수술과 암술로만 이루어지며 꽃잎은 없는데, 흰 술처럼 보이는 것은 주걱형의 수술대이다.
꽃이 지고 난 뒤에는 반달 모양의 가느다란 씨가 맺힌다.

먹는 방법 이른봄에 힘차게 자라나는 어린줄기와 잎을 나물이나 국거리로 해서 먹는다. 데쳐서 오래 동안 우려낸 다음 조리를 해야 하는데 개산꿩의다리나 좀꿩의다리도 함께 채식하고 있다.

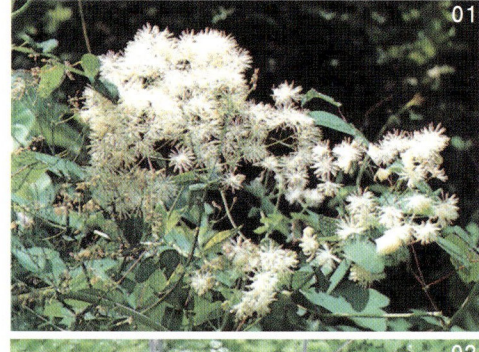

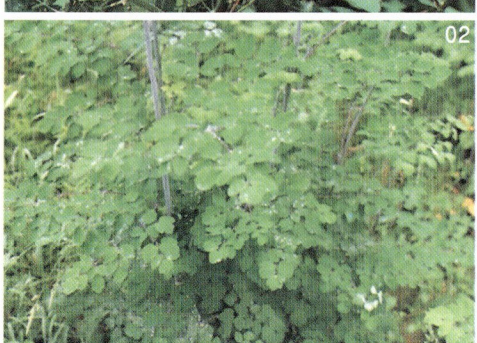

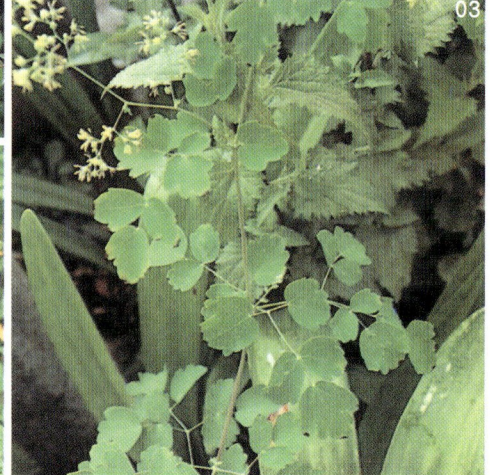

01 같은 종인 개산꿩의다리의 꽃이 핀 모습
02 꿩의다리의 성숙한 모습. 봄철의 새순은 물론 5월 중에도 새로 돋아난 어린 잎을 나물로 먹는다
03 같은 종인 좀꿩의다리

나비나물 참나비나물

Vicia uniJuga var. typica NAKAI | 콩과

찾는 방법 산이나 산록지대의 양지바른 풀밭에 나는 여러해살이풀로서 실한 뿌리를 가지고 있다. 한 군데에서 여러 대의 줄기가 자라나 곧추 서거나 또는 비스듬히 누워 50~100cm의 길이에 이른다. 줄기에는 줄이 있어서 모가 나 있으며 딱딱하다.

계란형의 잎은 3~7cm 길이로 한자리에 두 매씩 나며 마디마다 서로 어긋난다. 잎 끝이 길게 뾰족해지고 밑부분은 둥그스름하며 가장자리에는 톱니가 없고 밋밋하다. 잎자루는 극히 짧으며 접시처럼 생긴 받침잎이 잎겨드랑이를 감싼다.

6~8월에 줄기의 끝에 가까운 잎겨드랑이마다 4cm 안팎의 꽃대가 자라나 붉은빛을 띤 보랏빛 꽃 여남은 송이가 한쪽으로 치우쳐서 달린다. 꽃의 생김새는 나비모양이고 길이는 1.2cm 안팎이다. 꽃이 핀 뒤 3cm 정도 길이의 꼬투리를 맺는다.

잎이 더 큰 큰나비나물과 나비나물보다 잎이 훨씬 좁은 긴잎나비나물이 있는데, 나비나물과 함께 채식되고 있다.

먹는 방법 연한 순을 꺾어 모아 가볍게 데쳐서 나물로 무쳐 먹으며 국에 넣어도 좋다. 순이 아주 연하기 때문에 꽃이 피기 전까지는 계속 채식할 수 있으며 맛이 담백하므로 즐겨 먹을 만하다.

01 나비나물의 어린 잎
02 여름에 꽃이 핀 나비나물

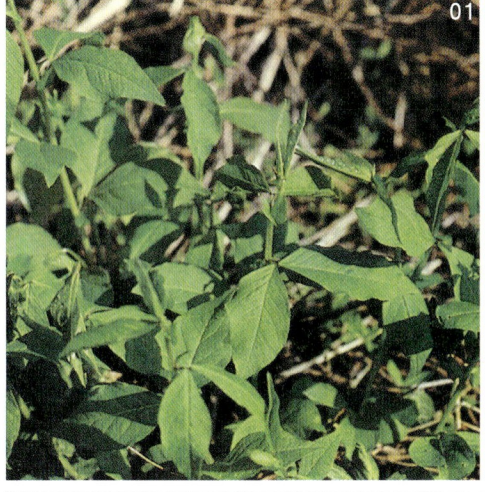 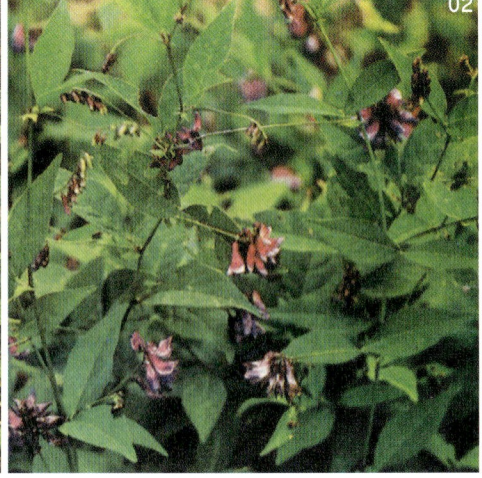

냉이 나생이

Capsella bursa-Pastoris var. triangularis GRUN | 배추과

찾는 방법 들판의 풀밭이나 길가, 밭 가장자리 등에 흔히 자라나는 두해살이풀로 전체에 잔털이 나 있으며 어린 묘의 상태로 겨울을 난다.

어린 묘의 잎은 깃털 모양으로 반 정도의 깊이로 갈라지되 끝부분이 좀더 넓으며, 길이는 10cm 정도로 둥글게 배열되어 땅표면을 덮는다.

줄기에 나는 잎은 서로 어긋나게 자리하면서 위로 올라갈수록 작아지는 한편 잎자루가 없어져서 줄기를 반 정도 감싸는 상태로 난다. 줄기잎도 어린 묘의 잎과 마찬가지로 어긋나고 깃털 모양으로 갈라지는데 위로 올라갈수록 작아지면서 마침내는 큰 톱니와 같은 모양으로 변한다.

4~5월에 30~40cm 높이로 자란 줄기 끝에 많은 꽃이 이삭 모양으로 뭉쳐 차례로 피어오른다. 꽃의 지름은 5mm 정도이고 네 개의 흰 꽃잎이 십자형으로 배열되는데 꽃이 핀 뒤에는 부채형의 납작한 열매를 맺는다.

한편 잎은 주걱 모양으로 두텁고 잔털이 밀생하며 노란 꽃이 피는 꽃다지도 함께 채식되고 있다.

먹는 방법 겨울을 난 어린 싹을 뿌리채 캐서 냉이국을 끓여 먹는데 봄의 미각으로서 첫손 꼽힌다. 또한 데쳐서 우려낸 것을 잘게 썰어 쌀과 섞어서 나물죽을 끓여 먹기도 한다. 가을에도 냉이의 어린 잎이 널리 자라고 있다.

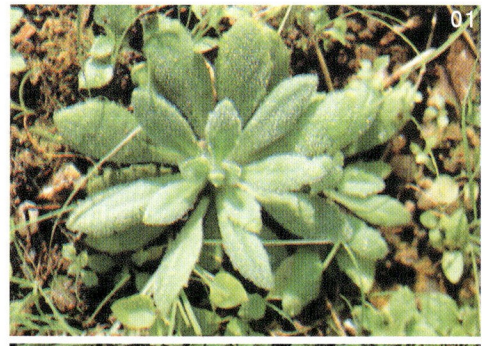
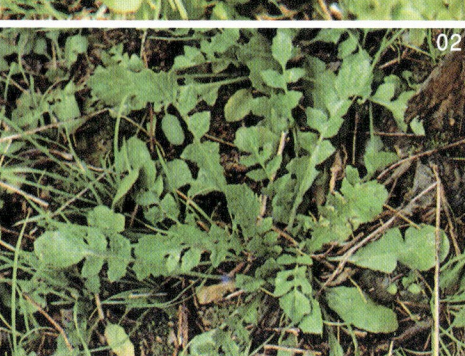
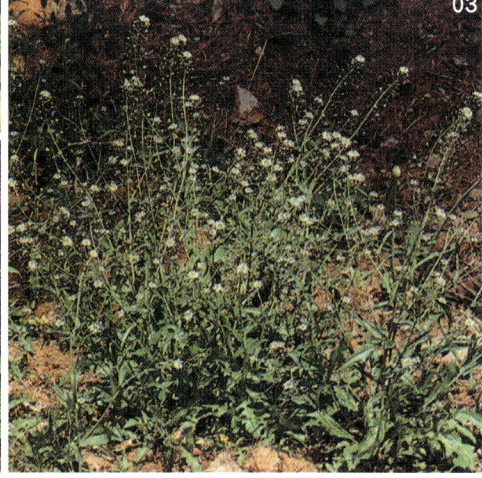

01 냉이와 한 무리인 꽃다지의 어린 잎
02 새로 자란 냉이의 어린 잎
03 4~5월에 꽃이 핀 냉이

넓은잎옥잠화 삼옥잠화

Hosta japonica var. latifolia NAKAI | 백합과

찾는 방법 중부지방에만 자라는 여러해살이풀로 산이나 들판의 물기 많은 풀밭 또는 냇가의 경사지 등에 난다.

잎은 넓은 타원형으로 뿌리로부터 돋아나 한자리에 뭉쳐서 비스듬히 퍼진다. 잎 끝은 뾰족하고 밑부분은 얕은 하트 모양인데 밑으로 흘러 잎자루에 이르러서는 날개와 같이 퍼진다. 잎의 길이는 15~18cm이고 너비는 10cm 안팎인데 8~9줄의 잎맥이 평행된 상태로 배열되어 시원스러운 느낌을 풍긴다. 잎 앞면은 짙은 녹색 바탕에 윤기가 흐르며 가장자리에는 톱니가 없고 밋밋하지만 약간 우글쭈글해진다.

7~8월에 잎 사이로부터 60cm 정도 길이의 꽃대가 비스듬히 자라나는데, 끝부분에 열 송이 가량의 연보랏빛 꽃이 한 쪽으로 치우쳐져 달리면서 아래에서부터 차례로 피어오른다. 깔대기 모양의 꽃은 4cm 정도로 자라면서 끝이 여섯 갈래로 갈라진다.

먹는 방법 때를 가리지 않고 나물이나 죽으로 먹는데 날것을 쌈으로 먹기도 한다. 담백하고 약간 미끈거리며 씹히는 느낌이 좋아 먹을 만하다. 큰옥잠화나 비비추도 같은 방법으로 먹는데 기름으로 볶아 먹어도 맛있다. 맛좋은 산채의 하나이다.

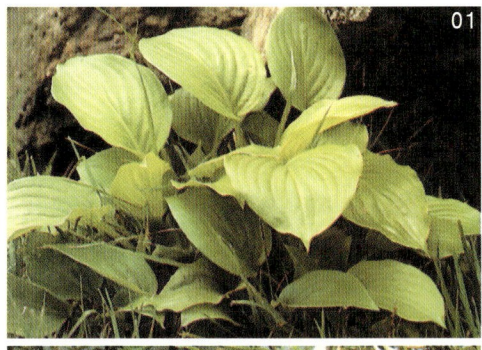

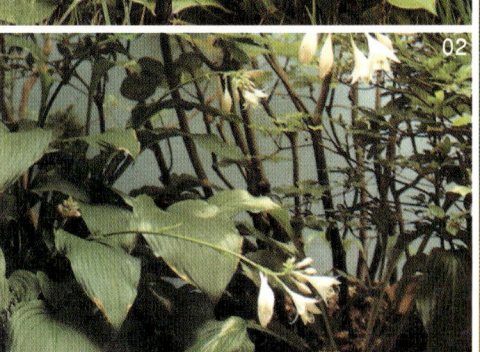

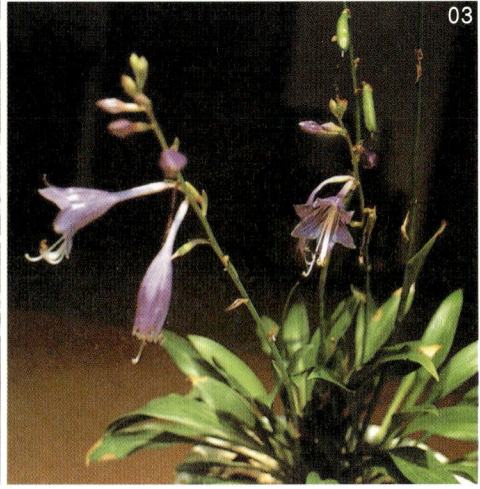

01 같은 종인 큰옥잠화의 꽃이 피기 전 모습
02 여름에 꽃을 피우는 넓은잎옥잠화
03 같은 종인 비비추의 꽃이 핀 모습

노박덩굴 노방덩굴·노팡개덩굴

Celastrus orbiculatus THVNB | 노박덩굴과

찾는 방법 산의 양지쪽에 흔히 덤불을 형성하는 덩굴성의 낙엽활엽수로 10m 정도의 길이로 자란다. 가지는 갈색 또는 회갈색이고 털이 없으며 다른 나무로 잘 감겨 올라간다.

마디마다 서로 어긋나게 자라는 잎은 타원형으로 길이 5~10cm, 너비가 3~8cm이며, 끝은 뾰족하고 밑부분은 둥글다. 가장자리에는 둔한 톱니가 규칙적으로 배열되어 있고 짧은 잎자루를 가지고 있다.

암꽃과 수꽃이 각기 다른 나무에 피는 습성을 가지고 있으나 때로는 암꽃과 수꽃이 함께 피기도 한다. 5~6월에 잔가지의 잎겨드랑이로부터 자라나는 짤막한 꽃대에 한 송이 내지 여남은 송이의 작은 초록빛 꽃이 뭉쳐서 핀다. 꽃의 지름은 3mm 안팎이고 5개의 꽃잎과 꽃받침을 가지고 있다. 수꽃에는 5개의 긴 수술이 있으며, 암꽃에는 5개의 짧은 수술과 1개의 암술이 있다.

황갈색의 열매는 익으면 셋으로 갈라져 붉은 씨가 보인다.

먹는 방법 자라나는 순을 수시로 나물로 해 먹는다. 약간 쓴맛이 나기는 하나 가볍게 데쳐 찬물에 헹구면 없어진다. 감칠맛이 있어서 산나물 가운데에서는 먹을 만한 것으로 꼽힌다.

01 무성하게 자란 노박덩굴의 잎
02 가을에 열매를 맺은 노박덩굴

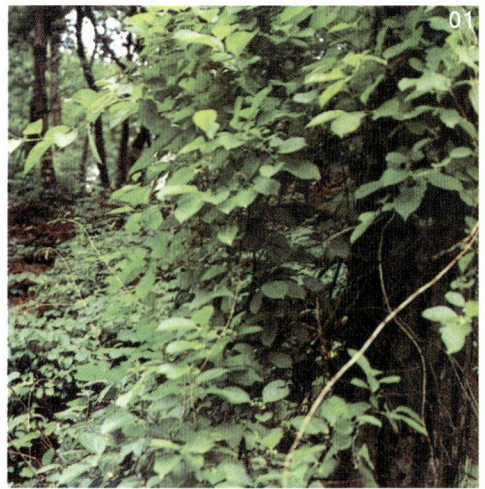
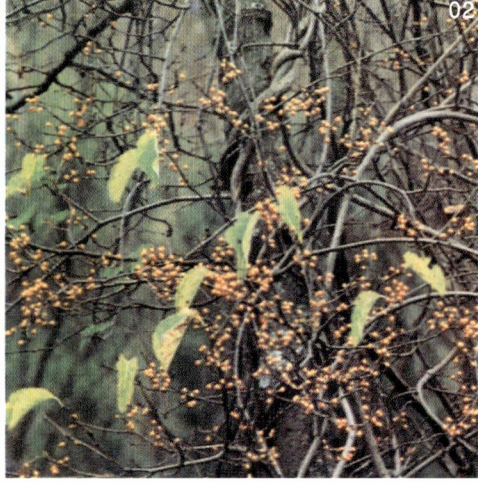

누리장나무 개나무·구린내나무

Clerodendron trichotomum THVNB | 마편초과

찾는 방법 양지쪽 산비탈에 많이 모여나는 키 작은 낙엽활엽수로서 크게 자라도 2m를 넘지 않는다. 줄기가 여러 개로 갈라져 옆으로 넓게 퍼지며 어린 가지에는 잔털이 나 있다.
길이가 8~20cm나 되는 타원형의 잎이 마디마다 2개씩 마주난다. 잎 끝은 점차적으로 뾰족해지고 밑동은 둥그스레 하며 앞면은 녹색이며 털이 없지만, 뒷면은 잎맥 위에 털이 있고 희미한 점이 산재한다. 잎 가장자리는 밋밋하거나 큰 톱니가 있고 3~10cm정도 길이의 털이 있는 잎자루를 가지고 있다.
8~9월에 새 가지의 끝에 많은 흰 꽃이 뭉쳐나면서 지름이 20cm를 넘는 우산 모양을 만든다. 꽃의 지름은 3cm 안팎이고 깊게 다섯 갈래로 갈라져 있으며 수술과 암술이 길게 돌출되어 있다. 꽃잎 밑에는 분홍빛을 띤 다섯 갈래의 꽃받침이 자리하여 꽃을 더욱 아름답게 보이도록 한다. 꽃이 핀 뒤 생기는 열매는 지름이 6~8mm로서 붉은 꽃받침에 둘러싸여 있으며 익으면 남빛으로 물든다.

먹는 방법 봄부터 6월경까지 어린 잎을 나물로 해 먹는다. 특유의 냄새와 독성분이 약간 있으나 데쳐서 잘 우려내면 없어진다. 부드러우며 먹을 만한 산나물 중의 하나이다.

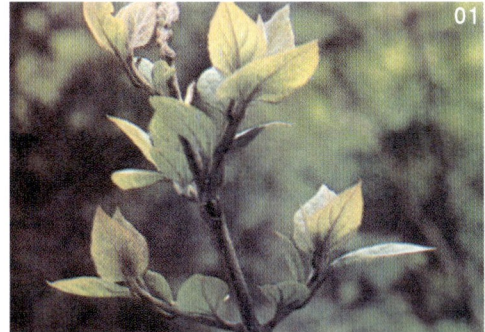
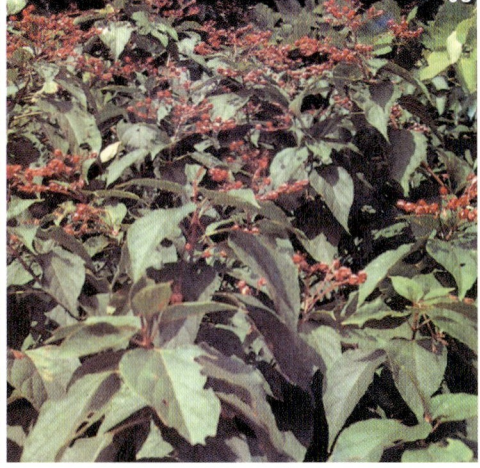

01 누리장나무의 새로 돋아난 어린 잎
02 8~9월에 꽃을 피운 누리장나무
03 가을에 열매를 맺은 누리장나무

달래 들달래

Allium monanthum MAX | 백합과

찾는 방법 양지바른 들판의 풀밭이나 논밭, 폐경지 등에 나는 여러해살이풀이다.
여러 개가 뭉쳐나는데, 땅 속에 있는 작은 알뿌리는 넓은 계란형으로 크게 자라도 지름이 1cm를 넘지 않으며 마늘과 비슷한 냄새와 매운맛을 지니고 있다.
알뿌리에서 한두 매의 잎이 자라나오는데, 넓은 줄 모양으로 10~20cm의 길이에 단면은 초생달 모양이고 9~13개의 맥을 가지고 있다. 여름이 되면 잎은 말라 죽는다.
꽃은 4월에 피는데 잎 사이로부터 잎보다 짧은 꽃대가 자라나고 그 끝에 희거나 또는 분홍빛이 도는 작은 꽃이 한두 송이가 핀다. 꽃의 지름은 4~5mm로서 6개의 꽃잎을 가지고 있는데 서로 겹쳐지면서 종 모양이나 좁은 달걀 모양을 이루며 활짝 펼쳐지지는 않는다.
꽃이 진 뒤에는 작고 둥근 열매를 맺는다. 열매는 깍지처럼 생겼고 내부는 세 개의 방으로 갈라져 있는데 익으면 세로의 방향으로 갈라져 파의 씨처럼 생긴 까만 씨를 쏟는다.

먹는 방법 이른봄 잎이 부드러울 때 잎과 알뿌리를 함께 캐어 양념장으로 무쳐 생채로 해서 먹는다. 봄의 미각으로서 입맛을 돋우어준다. 고장에 따라서는 지짐이의 재료로 쓰기도 한다.

봄에 캔 달래의 전체 모습

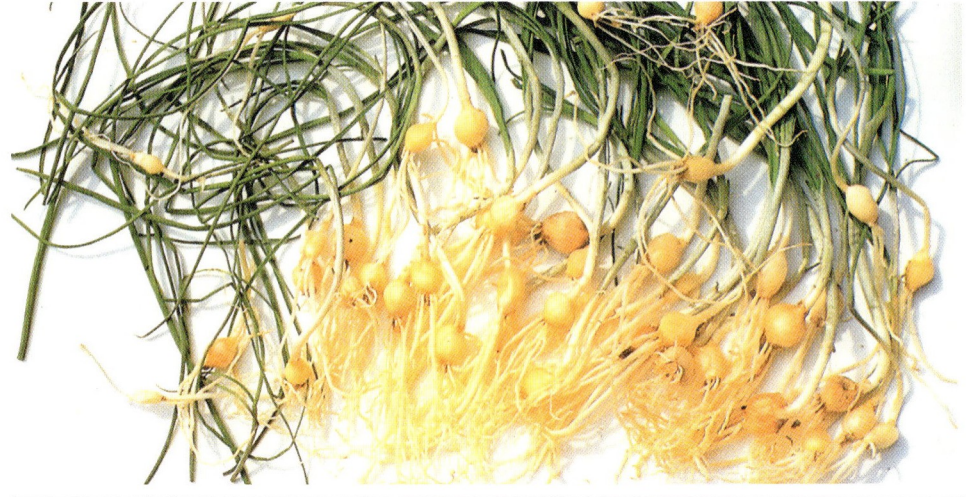

달맞이꽃

Qenothera lamarckiana SERINGE | 바늘꽃과

찾는 방법　원래 남미의 칠레에 나는 풀인데 전국적으로 널리 퍼져 둑이나 하천부지 또는 절개지 등에서 흔히 자란다.
두해살이풀로서 어린 묘의 상태로 겨울을 나며 여름부터 초가을 사이에 꽃이 피고 씨를 맺은 다음 말라 죽는다.
줄기는 곧추 자라서 1m 안팎의 높이로 성장하고 가지를 치지 않으며 온몸에 짧은 털이 나 있다.
어린 묘의 잎은 크고 작은 것이 치밀하고 둥글게 겹쳐져 꽃방석처럼 생겼으며 땅거죽을 완전히 덮는다.
줄기가 자라나면서 생겨나는 잎은 길쭉한 피침형으로 10cm 안팎의 길이에 마디마다 서로 어긋나게 자리한다. 잎자루는 없고 잎의 밑동이 직접 줄기에 붙어 있으며 가장자리에는 얕은 톱니가 있다.
한 여름부터 초가을까지 줄기 끝부분의 잎겨드랑이마다 노란 꽃이 핀다. 꽃은 넓고 끝이 약간 패인 6cm 정도 지름의 꽃잎 네개로 이루어져 있다.

먹는 방법　이른봄에 겨울을 난 싹을 캐서 나물이나 국거리로 해먹는데 늦가을에도 먹을 수 있다. 약간 매운 맛을 지니고 있으므로 데쳐서 한두 시간 찬물로 우려낸 후 조리해야 한다. 튀김으로 해 먹기도 한다.

01 달맞이꽃의 어린 잎
02 여름부터 초가을까지 꽃을 피우는 달맞이꽃

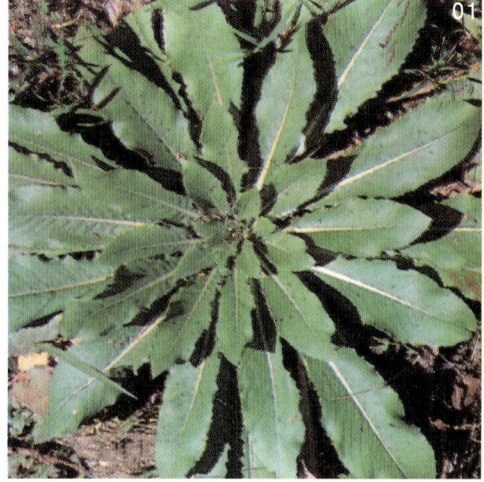
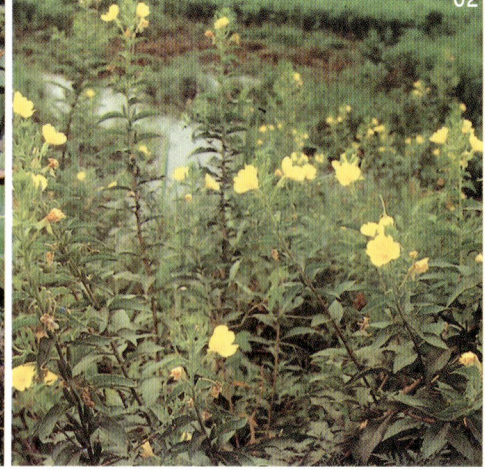

닭의장풀 달개비

Commelina communis L | 닭개비과

찾는 방법 길가나 풀밭 등에서 흔히 볼 수 있는 한해살이풀이다.
줄기는 땅에 엎드려 가지를 치다가 점차적으로 곧게 서서 15~40cm 정도의 높이로 자라는데 마디가 땅에 닿으면 그곳에 뿌리를 내리는 습성을 가지고 있다. 줄기는 연하고 꺾어지기 쉬우며 물기가 많다.
계란형에 가까운 피침형의 잎이 어긋나게 나고 많은 잎맥이 평행된 상태로 배열되어 있어서 대나무 잎을 보는 듯한 느낌이 든다. 잎의 길이는 5~7cm이고 잎자루의 부분이 줄기를 감싼다. 잎 가장자리에는 톱니가 없고 밋밋하며 뒷면에만 약간의 부드러운 털이 산재해 있다.
7~8월에 잎겨드랑이로부터 자란 꽃대 끝에 하늘빛 꽃이 조개껍질처럼 생긴 받침잎에 둘러싸여 한 송이씩 핀다. 꽃은 크고 작은 세 개의 꽃잎으로 이루어지는데 위에 자리하여 좌우로 펼쳐진 꽃잎은 크고, 아래 한가운데에 위치한 꽃잎은 아주 작다.

먹는 방법 봄부터 수시로 순을 꺾어 나물로 먹는데 부드럽고 맛이 좋다. 닭고기나 조갯살과 함께 조려도 맛이 있다. 데쳐서 잠시 우렸다가 조리를 하는데 튀김으로 하는 경우에는 날것을 그대로 조리한다. 생채로 양념고추장에 찍어 먹어도 좋다.

01 여름에 꽃을 피우며 무성하게 자란 닭의장풀
02 연한 빛깔로 꽃피는 닭의장풀도 있다.

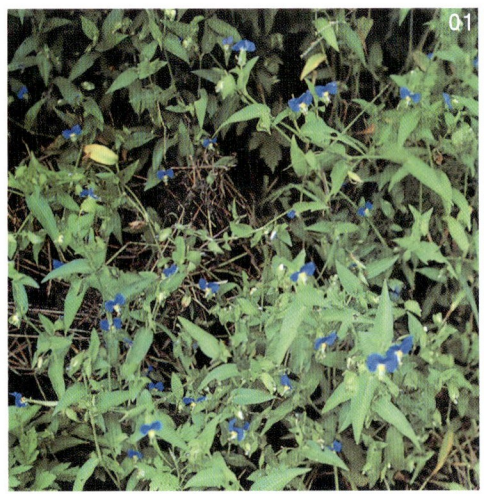
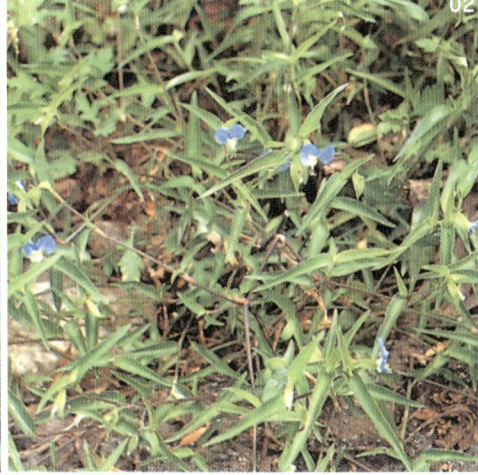

대나물

Gypsophila oldhamiana MIQ | 석죽과

찾는 방법   원래 유럽에 나는 풀로 전국 각지의 산이나 들판의 양지바른 풀밭에서 자란다.
굵고 실한 뿌리를 가진 여러해살이풀이며 한 군데에서 여러 대의 줄기가 돋아나 50cm 안팎의 높이로 곧추 자라고 윗부분에서 가지가 갈라진다.
길이가 6cm쯤 되는 피침형의 잎이 마디마다 2개씩 마주 자리하며 3개의 잎맥이 뚜렷하다. 잎자루는 없고 점차적으로 좁아진 잎의 밑동이 직접 줄기에 붙어 있다. 잎 가장자리에는 톱니가 없고 밋밋하며 전체적으로 털이 없는데 잎의 빛깔은 흰빛을 띠고 있는 푸른빛이다.
6~7월에 줄기와 가지 끝에 지름이 4mm 안팎인 흰 꽃 수십 송이가 우산 모양으로 뭉쳐 핀다. 5개의 꽃잎 한 가운데에 10개의 수술이 뭉쳐 있고 꽃잎 밑에는 다섯 갈래로 갈라진 얕은 종 모양의 꽃받침이 붙어 있다.
꽃이 핀 뒤 작고 둥근 깍지 열매가 맺히는데 익으면 4개로 갈라져 작고 꺼먼 씨가 쏟아진다.

먹는 방법   꽃 피기 전에 연한 순을 꺾어 나물로 먹는다. 뿌리에는 유독성분이 함유되어 있으나 순에는 없으므로 가볍게 데쳐 찬물에 한 번 헹구기만 하면 된다. 맛이 담백하고 달기 때문에 먹을 만하다.

6~7월에 꽃을 피운 대나물의 모습

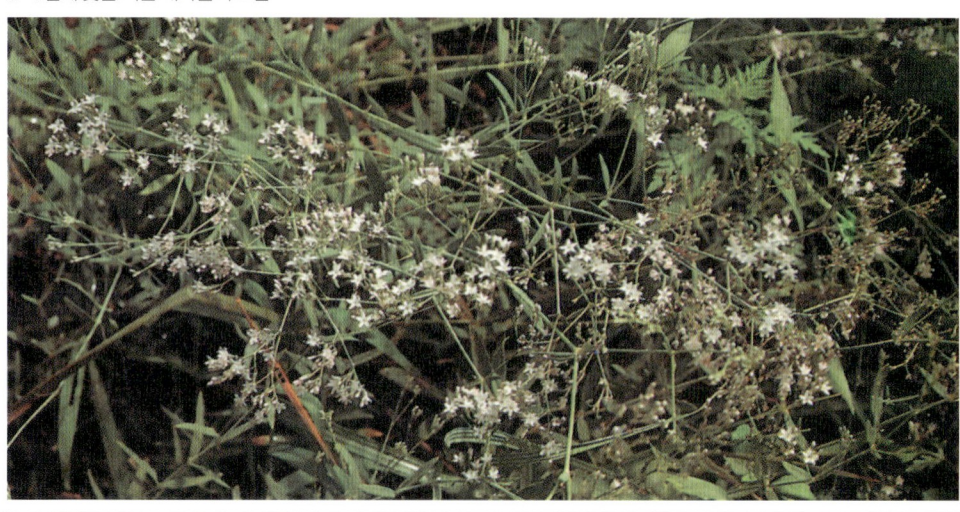

더덕

Codonopsis lanceolata TRAVT | 초롱꽃과

찾는 방법 깊은 산의 덤불 속에 나는 덩굴성의 여러해살이풀로 도라지처럼 뿌리가 굵다. 줄기는 다른 풀이나 키 작은 나무로 기어오르면서 2m 안팎의 길이로 자라며, 줄기를 자르면 독특한 냄새를 풍기는 흰 즙이 흐른다.

긴 타원형의 잎이 마디마다 어긋나서 나는데 짧은 가지의 끝에서는 4개의 잎이 마주 나므로 모여서 난 것처럼 보인다. 잎은 양끝이 좁고 길이가 3~9cm 정도 되며 앞면은 녹색인데 뒷면은 흰가루를 쓴 것처럼 보이고 가장자리는 밋밋하다.

8~9월경 짧은 가지 끝에 얇은 종 모양의 꽃이 한 송이씩 밑을 향해 난다. 꽃의 길이는 2.5~3.5cm이고 끝이 5개로 갈라져 뒤로 약간 말린 모양이 되며, 겉은 연한 녹색이고 안쪽에는 갈색빛을 띤 보랏빛 반점이 산재해 있다. 꽃 밑에는 5개로 갈라진 2~2.5cm 길이의 꽃받침이 있다.

먹는 방법 껍질을 벗긴 생뿌리를 두들겨 납작하게 한 것을 물에 담가 쓴맛을 우려내거나 짓찧은 그대로 양념고추장을 발라 구워 먹는다.

01 4개의 잎이 서로 접근한 듯이 마주난 더덕의 잎
02 8~9월에 종꼴의 꽃을 피운 더덕

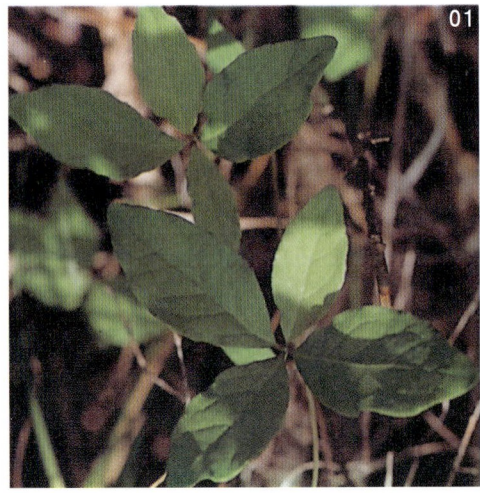
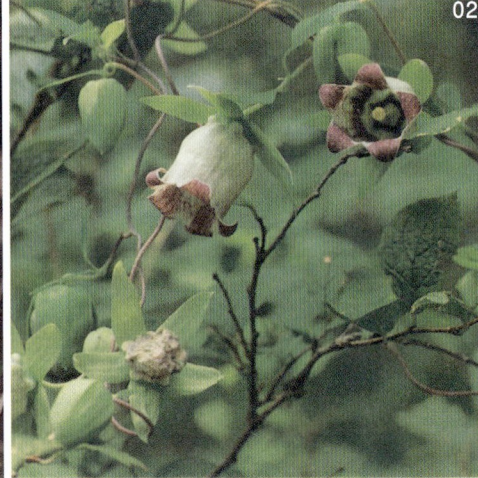

도라지

Platycodon grandiflorum Dc. | 초롱꽃과

찾는 방법 산의 양지쪽 풀밭에 나는 여러해살이풀로서 더덕처럼 굵은 뿌리를 가지고 있는 산나물의 대표적인 종류로서 일반 농가에서도 널리 가꾸고 있다.

뿌리에서 한두 대의 줄기가 곧게 자라나 40~100cm의 높이로 성장하며 가지를 치지 않는다. 줄기를 자르면 흰 젖과 같은 즙액이 나온다.

잎은 길쭉한 계란형으로 끝이 뾰족하고 밑동은 둥그스름하며 길이가 4~7cm이다. 잎은 마디마다 서로 어긋나게 자리하는데 때로는 한 마디에 두세 잎이 모여나기도 한다. 잎 앞면은 녹색이고 잎 뒤는 회청색이며 잎자루는 없고 가장자리에 작고 예리한 생김새의 톱니가 규칙적으로 배열되어 있다.

7~9월경 줄기 끝에 한 송이 또는 여러 송이의 하늘빛 꽃이 위를 향해 피는데 흰 꽃이 피는 경우도 있다. 끝이 퍼진 종 모양의 꽃은 지름이 4cm 안팎으로 끝이 다섯 갈래로 얕게 갈라진다.

먹는 방법 우선 뿌리를 가늘게 쪼개서 물에 담가 쓴맛을 우려낸 다음 양념으로 무쳐 생채로 먹는데 때로는 가볍게 데치거나 볶아서 나물로 한다. 또는 산적 감으로 쓰거나 고추장에 박아 장아찌로 해 먹기도 한다. 어린순은 가볍게 데쳐 나물로 삼는다.

01 4~5월에 자란 도라지의 어린 잎
02 여름에 하늘빛 꽃과 흰 꽃이 섞여 핀 도라지

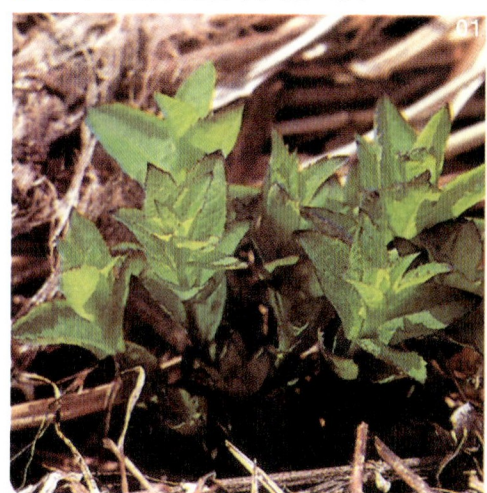 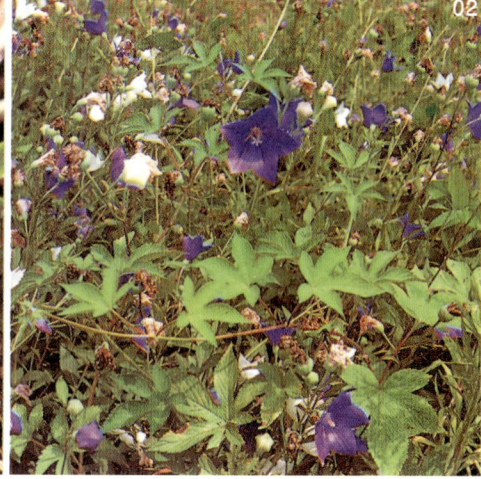

돌나물 돈나물·석상채

Sedum sarmentosum BVNGE | 돌나무과

찾는 방법 들판 또는 산록의 양지바른 풀밭이나 바위틈 등에 나는 여러해살이풀로서, 잎은 많은 물기를 갈무리하여 두텁게 살쪄 있다.

약간 습기가 있는 곳을 좋아하며 밑부분에서 가지가 갈라져 땅에 엎드린 상태에서 20cm 안팎의 길이로 자라나며 마디마다 뿌리가 나온다.

잎은 보통 3개씩 돌려나고 잎 윗부분은 다소 넓어졌다가 좁아지면서 끝이 뭉툭하게 끝나며, 밑부분은 점차적으로 좁아져서 직접 줄기에 붙는다. 잎의 길이는 15~25mm, 너비 3~6mm로 약간 통통하며 가장자리에는 톱니가 없고 밋밋하다.

꽃은 노란색으로 5~6월에 5개의 꽃잎을 가진 별 모양으로 핀다. 꽃 필 때에는 15cm쯤 되는 꽃자루가 곧게 자라나 그 끝에 여러 송이의 꽃이 방사상(放射狀)의 꽃차례를 구성하여 차례로 피는데 꽃의 지름은 6~10mm이다. 꽃잎은 피침형으로 끝이 뾰족하며 많은 수술이 한가운데에 자리한다.

먹는 방법 담백한 풍미를 가지고 있고 씹히는 느낌이 좋으므로 흔히 물김치를 담가서 먹는다. 봄부터 초여름까지 김칫거리로 쓸 수 있으며, 초고추장에 살짝 버무려 먹으면 입맛을 돌게 한다. 이처럼 산나물로서의 가치가 높아 널리 식용하고 있다.

01 양념고추장으로 무친 돌나물 생채
02 꽃이 활짝 핀 5~6월의 자생 상태

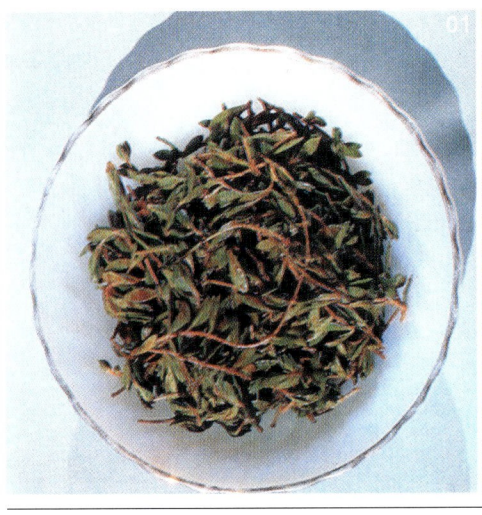
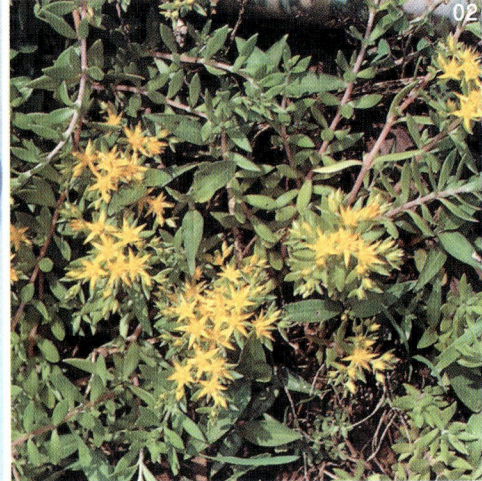

두릅나무

Aralia elata var. elata HARA | 오갈피나무과

찾는 방법 양지바른 산골짜기나 비탈진 자리로서 많은 돌이 쌓인 곳에 나는 키 작은 낙엽활엽수이며 크게 자라도 4m를 넘지 않는다.
줄기는 곧게 자라 거의 가지를 치지 않으며 억센 가시가 많다.
계란형의 잎조각들이 많이 모여 40~100cm 정도의 길이가 된 거대한 잎이 어긋나는데, 주로 줄기 끝부분에 좁은 간격으로 나기 때문에 마치 우산을 펼쳐놓은 모양처럼 보인다. 작은잎의 길이는 5~10cm 정도이고 이것이 두 번 깃털 모양으로 모여서 거대한 잎을 형성한다. 작은잎 가장자리에는 큰 톱니가 있고 앞면은 짙은 녹색이지만 뒷면은 회색이고 맥 위에 털이 있다.
8~9월경 줄기 끝에서 여러 대의 꽃대가 우산 꼴처럼 벌어지면서 자라나 각 꽃대마다 많은 흰 꽃이 이삭 모양으로 뭉쳐 핀다. 꽃이삭의 길이는 30~45cm 정도이고 꽃의 지름은 3mm 안팎이다.

먹는 방법 4월 상중순에 움직이기 시작하는 순을 꺾어다가 가볍게 데쳐서 초고추장에 찍어 먹는다. 다소 자란 것은 데친 다음 찢어서 나물로 먹기도 한다. 산나물 중에서는 고급품으로 취급되며 최근에는 비닐하우스에서 가꾸기도 한다.

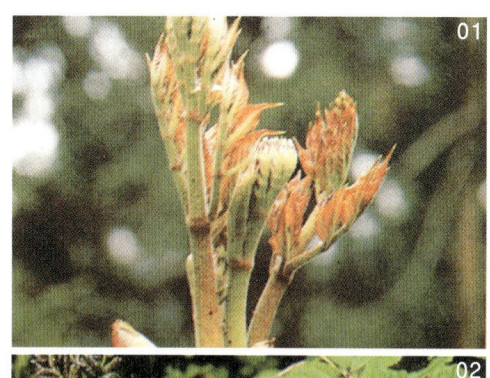

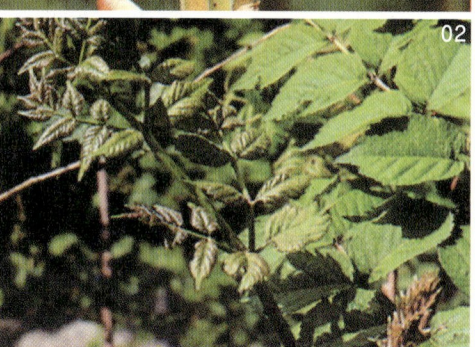

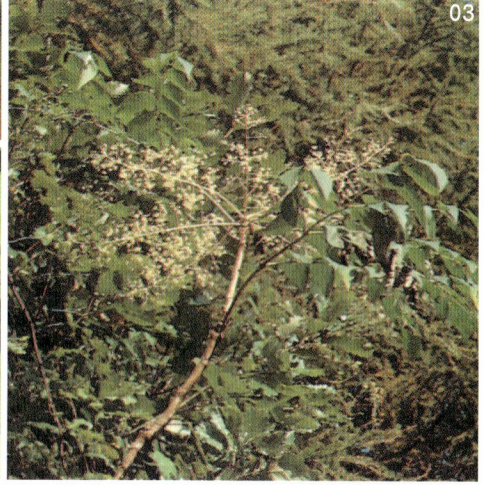

01 4월 상순의 두릅나무 새순
02 봄이 지나 잎이 벌어지고 있는 모습
03 여름에 이삭 모양으로 꽃을 피운 두릅나무

둥굴레 괴불꽃

Polygonatum japonicum MORR. et DCAIS | 백합과

찾는 방법　산의 나무밑 그늘진 곳에 나는 여러해살이풀로서 굵은 육질의 뿌리줄기가 옆으로 뻗으며 자란다.

줄기는 30~60cm의 높이로 자라나는데 6줄의 능각(稜角)이 있으며 가지를 치지 않고 끝이 비스듬히 처진다. 긴 타원형의 잎은 5~10cm 길이로 마디마다 서로 어긋나고 한쪽으로 치우쳐서 퍼진다. 잎자루 없이 직접 줄기에 붙어 있으며, 많은 잎맥이 대나무 잎의 경우처럼 평행 상태로 고르게 배열되어 있고 가장자리는 밋밋하다.

6~7월에 꽃이 피는데 위쪽의 잎겨드랑이마다 한 송이 또는 두 송이씩 핀다. 꽃은 15~20cm 길이에 길쭉한 종 모양이고, 밑부분은 흰빛이며 6개로 갈라진 끝부분은 푸른빛이다. 꽃 속에는 6개의 수술과 1개의 암술이 자리하고 있고 꽃받침은 없다.

꽃이 1~4송이씩 달리는 큰둥굴레와 2~5송이의 꽃이 피는 왕둥굴레도 간혹 볼 수 있다.

먹는 방법　잎이 펼쳐지기 전인 어린순을 나물로 먹고 뿌리줄기는 날것을 된장 속에 박아 장아찌로 만든다. 또한 순과 뿌리줄기를 날것으로 튀김을 하기도 한다. 연하고 단맛이 나며 먹을 만한 산나물의 하나로 손꼽힌다.

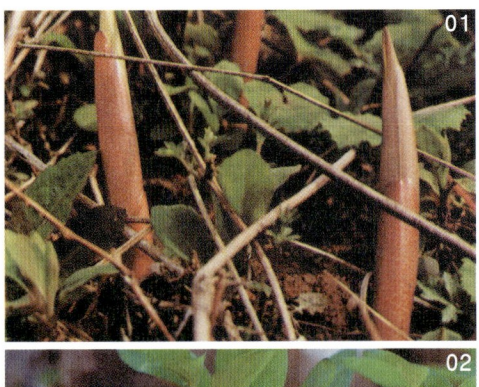

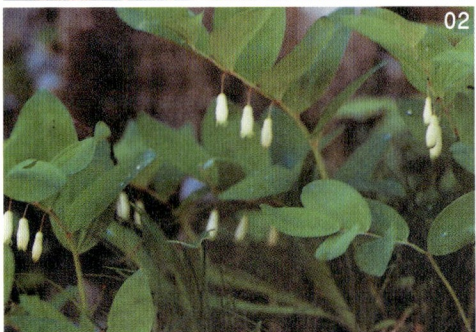

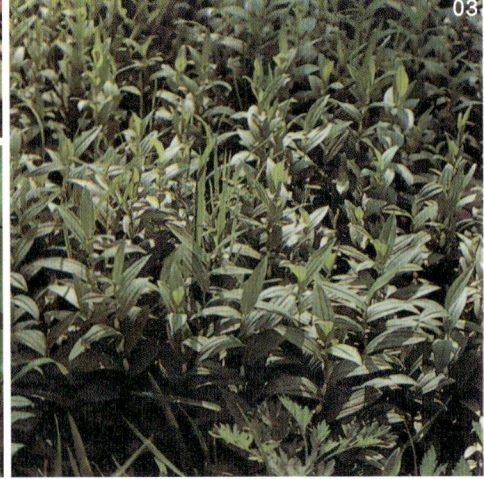

01 봄에 솟은 둥굴레의 새순
02 6~7월에 꽃이 피어 달린 둥굴레
03 이 각시둥굴레의 어린 잎도 나물로 먹는다

등골나물

Eupatorium chinense var. simplicifolium KITAM | 국화과

찾는 방법 산이나 들판의 양지쪽 풀밭의 수분이 많은 곳에 나는 여러해살이풀로서 1m 안팎의 높이로 자란다.

줄기는 곧추 서서 위쪽에 약간의 가지를 치는데 가지에는 꼬부라진 털이 있고 줄기에는 자줏빛 반점이 산재해 있다.

줄기 밑부분에 달리는 잎은 작으며 꽃이 필 무렵에는 말라 없어진다. 중간부에 난 계란형의 큰 잎은 길이가 10~18cm 정도이며 마디마다 두 매씩 마주난다. 6~7쌍의 잎맥이 뚜렷하고 끝이 뾰족하며 가장자리에는 예리한 생김새의 톱니가 규칙적으로 배열되어 있다.

꽃은 8~10월경 줄기와 가지 끝에 작은 꽃이 우산 모양에 가까운 모양으로 모여서 피는데, 꽃의 빛깔은 희거나 또는 탁한 분홍빛을 띤 흰빛이다. 꽃잎은 없으며 대롱꼴의 꽃받침 속에 암술과 수술로만 이루어진 5개의 꽃이 들어 있다. 꽃이 지고 난 뒤 길이가 3mm 정도 되는 마른 열매를 맺는다.

먹는 방법 봄 일찍 갓 자란 어린순을 캐어서 나물로 먹는다. 쓰고 매운 맛이 있으므로 데쳐서 찬물에 한두 시간 우려낸 다음 무쳐야 한다. 같은 종인 골등골나물이나 벌등골나물도 함께 조리해 먹는다.

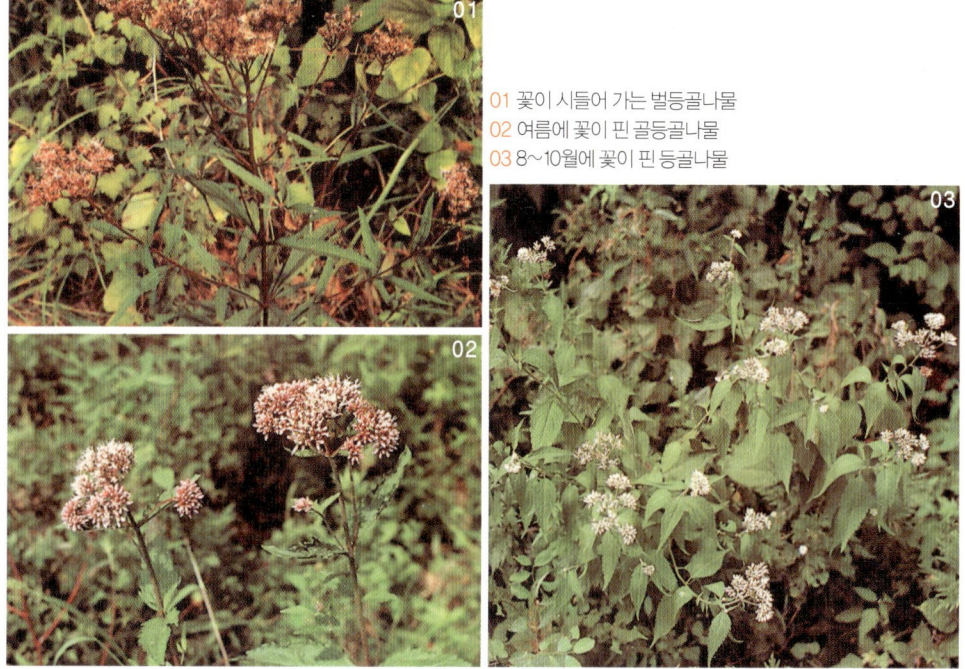

01 꽃이 시들어 가는 벌등골나물
02 여름에 꽃이 핀 골등골나물
03 8~10월에 꽃이 핀 등골나물

딱지꽃 딱지

Potentilla chinensis SERINGE | 장미과

찾는 방법　강가나 해변 등 양지바른 곳의 풀밭 속에 나는 여러해살이풀이다. 한자리에서 여러 대의 줄기가 자라나 여러 개의 가지를 치면서 30~60cm의 길이에 이르는데 비스듬히 누워 있기 때문에 높이는 20~30cm밖에 되지 않는다.

굵고 실한 뿌리를 가지고 있으며 봄에 뿌리에서 자란 잎은 둥글게 배열되어 땅거죽을 덮는다. 줄기에 자라나는 잎은 마디마다 서로 어긋나게 자리하는데 모든 잎은 15~29개의 긴 타원형의 작은잎이 깃털 모양으로 모여 이루어진다.

작은잎의 길이는 2~4cm이고 앞면에는 거의 털이 없으나 뒷면에는 흰솜털이 많이 난다. 잎조각 가장자리에는 작은 톱니가 규칙적으로 배열되어 있으며 잎자루 밑동에는 깃털 모양으로 서너 번 갈라진 받침잎이 붙어 있다.

6~7월에 지름이 1~1.5cm의 노란색 꽃이 가지 끝에 여러 개의 꽃대로 갈라져 우산에 가까운 모양으로 핀다. 꽃은 5개의 꽃잎으로 이루어져 있으며 양지꽃이나 가락지나물의 꽃과 흡사하다.

먹는 방법　이른봄에 갓 자라나는 어린 싹을 나물로 먹거나 국거리로 한다. 쓴맛이 별로 없으므로 가볍게 데쳐 잠시 동안 우려냈다가 조리한다. 털딱지꽃도 같은 요령으로 먹는다.

01 꽃이 피기 전 딱지꽃. 어린 잎 모양도 동일하다
02 6~7월에 꽃이 핀 딱지꽃

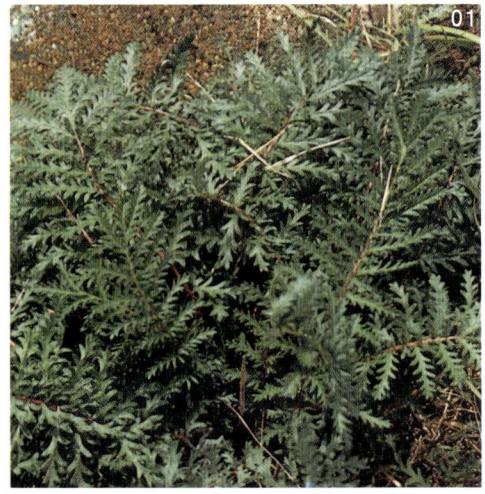
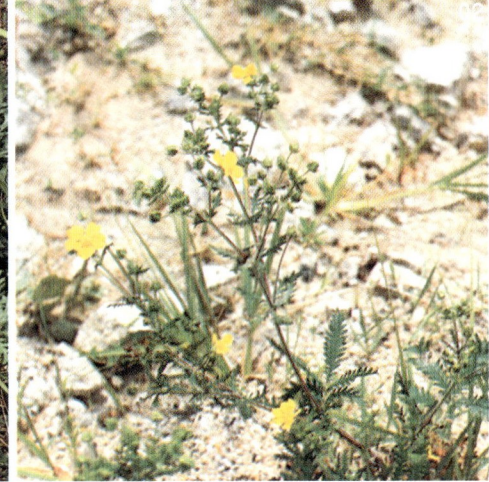

딱총나무

Sambucus williamsii var. coreana NAKAI | 인동과

찾는 방법 산골짜기의 습도가 높은 곳에서 즐겨 나는 키 작은 낙엽활엽수로서 한자리에 여러 대의 줄기가 서는 경우가 많다.

줄기는 곧추 서서 자라며 끝이 약간 처진다. 줄기를 꺾어보면 속에 연한 세포로 이루어진 어두운 갈색의 심(髓)이 있으며 약간의 가지를 친다. 잔가지에는 털이 없고 밋밋하며 약간의 갈색 반점이 산재한다. 잎은 긴 타원형의 작은잎이 두세 쌍 깃털꼴로 모여나며 작은잎의 길이는 5~14cm로 양면에 털이 없고 가장자리에는 잔 톱니가 고르게 배열되어 있다. 작은잎의 끝은 점차적으로 좁아지면서 갑작스레 뾰족해진다.

5월경에 줄기와 가지 끝에서 긴 꽃대가 자라나 5개의 꽃잎을 가진 작은 황록색 꽃이 짧은 원뿌리 모양으로 모여 핀다. 꽃의 지름은 3mm 안팎이다.

꽃이 진 후에 지름이 5mm쯤 되는 둥근 열매가 많이 맺히는데 7월이 되면 열매가 짙은 붉은빛으로 물든다.

먹는 방법 갓 자라나는 어린순을 나물이나 튀김으로 해먹는데 닭고기와 함께 조려도 좋고 국거리로도 할 수 있다. 나물이나 국거리 또는 닭고기와 함께 조릴 때에는 우선 가볍게 데쳐야 하지만 튀김은 날것 그대로 조리한다. 맛이 좋은 산나물의 하나이다.

5월에 꽃이 핀 딱총나무. 어린 잎도 거의 같다

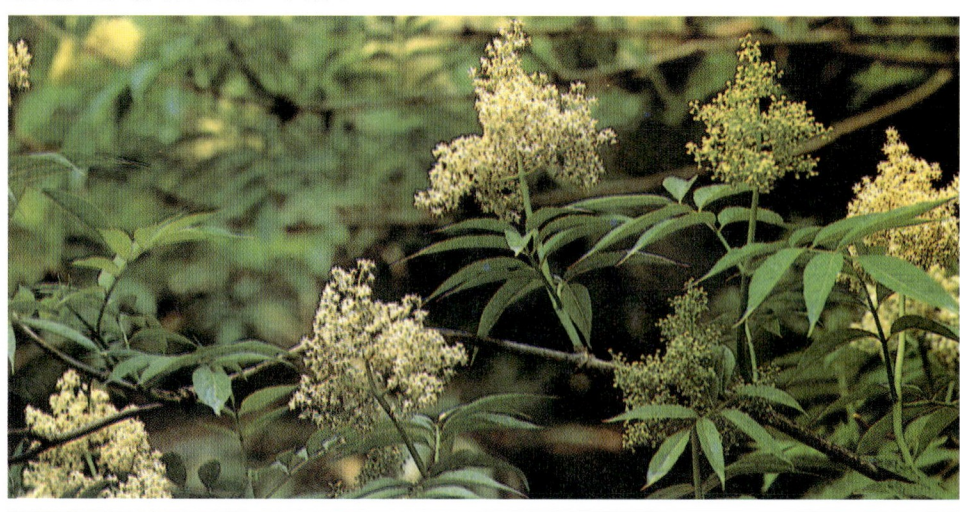

땅두릅나물 독활·땃두릅

Aralia continentalis KITAGAWA | 오갈피나무과

찾는 방법 산의 음지쪽 냇가와 같은 곳에 나는 여러해살이풀로서 때로는 가꾸기도 한다. 굵은 줄기는 2m 안팎의 높이로 자라며 약간의 가지를 치는데 꽃을 제외한 모든 부분에 짧은 털이 드문드문 나 있다.

두 번 깃털 모양으로 갈라지는 잎은 50~100cm의 길이로 서로 어긋나게 나며 어릴 때에는 연한 갈색 털이 깔려 있다. 잎조각은 깃조각[羽片]마다 5~9매씩 달리며 계란형으로 길이는 10~20cm나 된다. 끝이 뾰족하고 뒷면의 잎맥 위에 털이 많으며 앞면은 녹색인데 뒷면은 흰빛이 돌고 가장자리에는 작은 톱니가 규칙적으로 나 있다.

7~8월경에 줄기와 가지 끝 또는 윗부분의 잎겨드랑이로부터 꽃대가 자라 올라와 다시 여러 개의 꽃자루로 갈라져 연녹색의 작은 꽃이 우산 모양으로 모여 전체적으로는 원뿌리꼴의 꽃차례[花序]를 이룬다.

길쭉한 5개의 꽃잎으로 구성되어 있고 꽃의 지름은 3mm밖에 안 된다. 열매는 9~10월에 검게 익는다.

먹는 방법 봄철에 어린순을 나물로 먹거나 국에 넣는다. 또한 연한 줄기는 껍질을 벗겨 생으로 된장이나 고추장을 찍어 먹기도 한다. 산뜻한 맛이 있으며 씹히는 느낌이 썩 좋다.

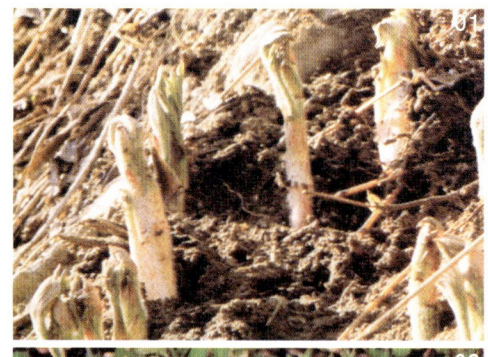

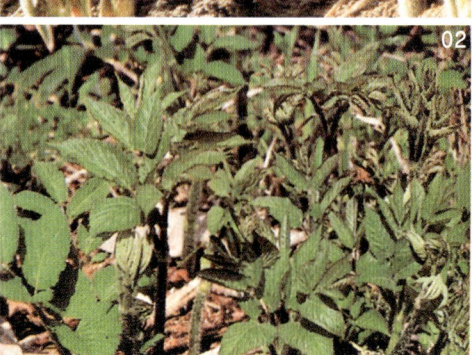

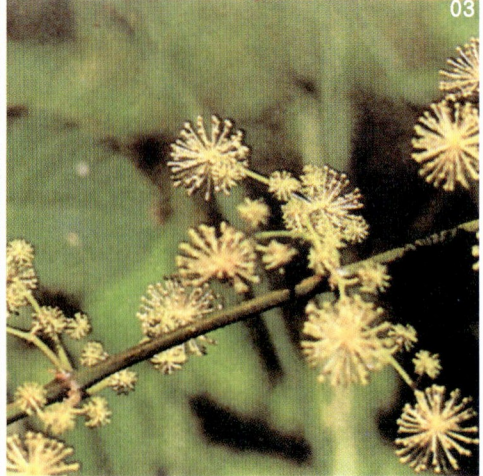

01 봄에 돋아난 땅두릅나물의 어린순
02 땅두릅의 어린순이 성숙해진 상태
03 여름에 핀 땅두릅나물의 꽃

뚜깔 뚝깔·흰미역취

Patrinia villosa JVSS | 마타리과

찾는 방법   산과 들판의 양지쪽 풀밭에 나는 여러해살이풀로서 줄기의 밑동에서 갈라져 나가는 가지가 땅속줄기처럼 뻗으면서 번식되어 나간다.
줄기는 곧게 서서 약간의 가지를 치면서 1m 정도의 높이로 자라며 온몸에 짧은 흰털이 많이 나 있다.
잎은 어긋나게 나며 밑쪽에 나는 잎은 잎자루가 있으나 위로 올라가면서 없어진다. 잎모양은 넓은 계란형이나 때로는 잎자루에 두어 쌍의 작은잎이 생겨나 단순한 깃털 모양을 이루기도 한다. 잎의 길이는 5~15cm로서 양면에 흰털이 드문드문 나 있고 앞면은 짙은 녹색인데 뒷면에는 흰빛이 감돌고 가장자리에는 톱니가 있다.
7~8월에 가지와 줄기의 끝에 작고 흰 꽃이 우산 모양으로 모여 핀다. 꽃은 짧은 통모양으로 끝이 다섯 갈래로 갈라져 넓게 펼쳐지며 지름은 4mm 안팎이고 4개의 수술과 1개의 암술을 가지고 있다.
꽃이 핀 뒤 날개가 붙은 넓은 계란형의 작은 열매를 맺는다.

먹는 방법   어린 잎을 나물로 해 먹는다. 쓴맛이 있으므로 데쳐서 충분히 우려내야 한다. 나물로 무칠 때는 식초나 겨자를 가미하는 게 좋다. 고장에 따라서 나물밥을 지어 먹기도 한다.

01 봄철에 자란 뚜깔의 어린 잎
02 여름에 꽃을 피우고 있는 뚜깔의 모습

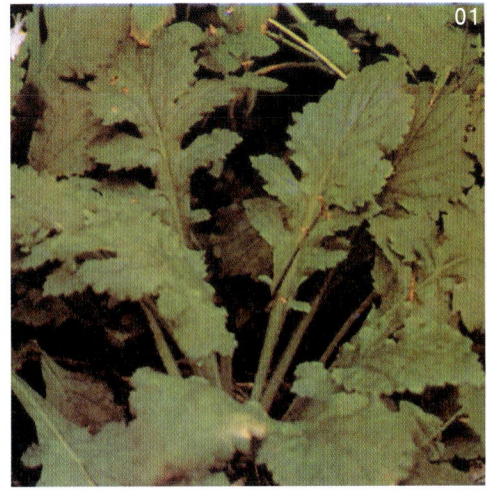
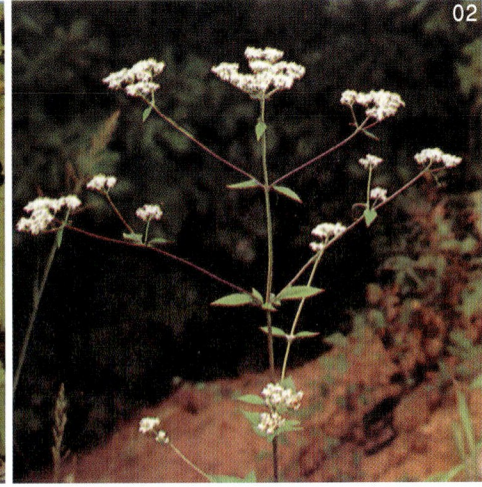

마타리 가얌취·미역취

Patrinia scabiosaefolia FISCH | 마타리과

찾는 방법 산이나 들판의 양지바른 풀밭에 나는 여러해살이풀로서 60~150cm의 높이로 자라며 뿌리줄기는 굵으며 옆으로 뻗어난다.

줄기는 곧추 자라고 윗부분에서 약간의 가지를 친다. 봄마다 뿌리줄기에서 새싹이 갈라져나가면서 번식한다.

봄에 뿌리줄기에서 자라나는 잎은 계란형으로 한자리에 둥글게 뭉쳐 땅을 덮는다. 줄기에 나는 잎은 마주나며 깃털 모양으로 깊게 갈라지고 잎의 앞뒷면에 약간의 털이 누운 상태로 나 있고 가장자리에는 무딘 생김새의 톱니가 배열되어 있다. 또한 아래쪽에서 나는 잎은 잎자루가 있으나 위로 올라가면서 점차적으로 짧아지다가 없어진다.

7~8월에 가지와 줄기 끝에 작고 노란 꽃이 수없이 뭉쳐 우산모양을 이룬다. 꽃의 생김새는 통 모양이고 끝이 다섯 갈래로 갈라져 꽃잎을 이루는데 지름은 3~4mm밖에 되지 않는다.

먹는 방법 어린 싹은 나물로 먹거나 잘게 썬 것을 쌀과 섞어 나물밥을 지어 먹는다. 쓴맛이 나므로 데쳐서 찬물에 잘 우려낸 다음 조리를 해야 하며, 나물을 무칠 때 식초나 겨자를 가미하면 맛이 더욱 좋다.

01 여름에 꽃을 피우고 있는 마타리
02 마타리의 밑동 잎 모양

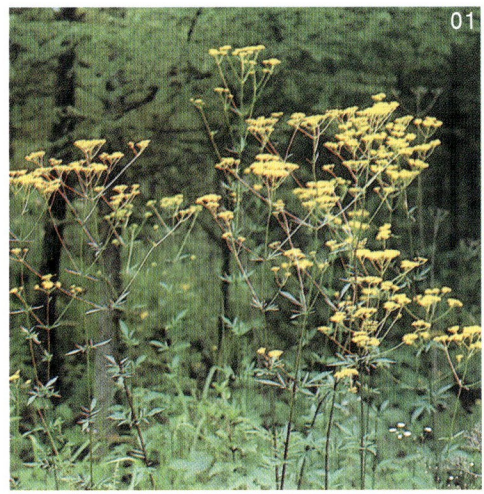
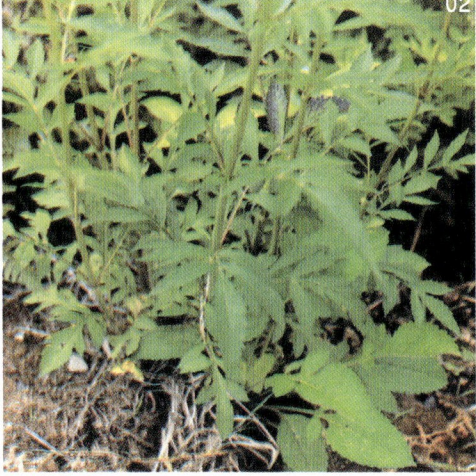

메꽃

Calystegia japonica form. vulgalis HARA | 메꽃과

찾는 방법 양지바른 풀밭이나 밭 가장자리 등에 나는 덩굴성의 여러해살이풀로서 줄기가 길게 자라나 다른 물체를 감아 올라간다.
땅속에는 여러 갈래로 갈라진 희고 살찐 긴 뿌리줄기를 가지고 있다.
긴 잎자루가 있는 잎은 어긋나고 모양은 넓은 피침형으로서 밑동이 귀처럼 넓어져 마치 길쭉한 방패(防牌) 같아 보인다. 잎의 길이는 5~10cm이고 가장자리에는 톱니가 없고 밋밋하다.
6~8월에 위쪽의 잎겨드랑이마다 하나의 긴 꽃대가 자라나 나팔꽃처럼 생긴 분홍빛 꽃이 핀다. 꽃의 지름은 5cm 안팎이고 5개의 수술과 1개의 암술이 있으며 일반적으로 씨를 맺지 않는 습성이 있다. 꽃받침 밑에는 두 개의 하트 모양의 받침잎이 자리하여 꽃받침을 감싼다. 메꽃보다 잎이 넓은 큰메꽃과 꽃이 작은 애기메꽃이 있는데 외모가 흡사하여 흔히 메꽃과 함께 취급한다.

먹는 방법 봄에 살찐 뿌리줄기의 흰 부분을 캐서 찌거나 삶아 먹는데 때로는 쌀과 섞어 밥을 지어 먹기도 하며 단맛이 난다. 고장에 따라서는 죽을 끓이거나 떡을 만들어 먹기도 한다. 깨끗한 잎은 가볍게 데쳐 나물로 먹거나 생으로 먹는다.

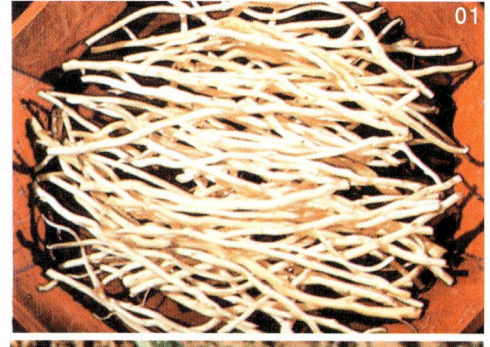

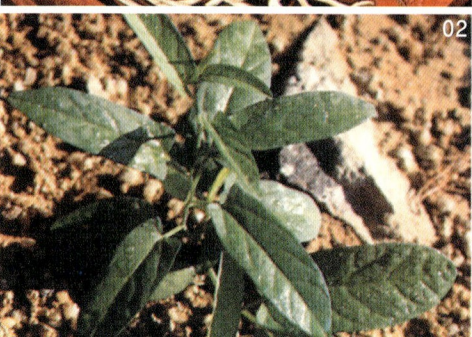

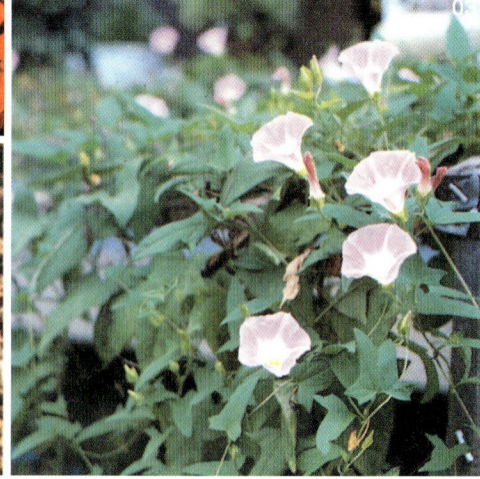

01 메꽃의 살찐 뿌리줄기
02 새로 자란 애기메꽃의 잎
03 6~8월에 꽃을 피우는 메꽃. 어린 잎도 동일한 모습이다

며느리밑씻개 가시메밀

Persicaria senticosa NAKAI | 여뀌과

찾는 방법 풀밭이나 길가의 다소 습한 땅에 나는 덩굴성의 한해살이풀로서, 비스듬히 누워 많은 가지를 치면서 1~2m의 길이로 자란다.
줄기와 가지에는 4개의 모가 나 있고 잎자루와 더불어 붉은빛이 돌며 갈고리와 같은 예리한 가시가 돋아 있어서 다른 물체에 잘 기어오른다.
잎은 세모꼴로서 길이와 너비가 4~7cm인데 끝은 뾰족하고 밑동은 하트 모양으로 패여 있으며 가장자리는 밋밋하다. 잎은 마디마다 어긋나게 나고 잎겨드랑이에는 잎과 같이 생긴 받침잎이 한 장씩 붙어 있다.
7~8월에 꽃잎이 없는 작은 꽃이 가지 끝에 여남은 송이씩 둥글게 뭉쳐 핀다. 꽃대에는 잔털과 함께 가시처럼 생긴 털이 나 있다. 꽃받침은 길게 다섯 갈래로 갈라져 있고, 분홍빛이지만 끝부분은 붉게 물들어 있어서 마치 꽃잎처럼 보인다.
꽃이 핀 뒤 검은 씨를 맺는데, 그 씨는 꽃받침으로 둘러싸여 있어서 눈에 띄지 않는다.

먹는 방법 약간의 신맛과 향취가 있어서 같은 무리인 며느리배꼽과 함께 어린 잎을 생으로 고추장에 찍어 먹거나 나물로 무쳐 먹는다. 가시가 많으므로 되도록 어린순을 따야하며 나물은 가볍게 데쳐 연하게 간을 하는 것이 좋다.

01 여름에 꽃이 핀 며느리밑씻개
02 초가을에 열매 맺은 며느리배꼽

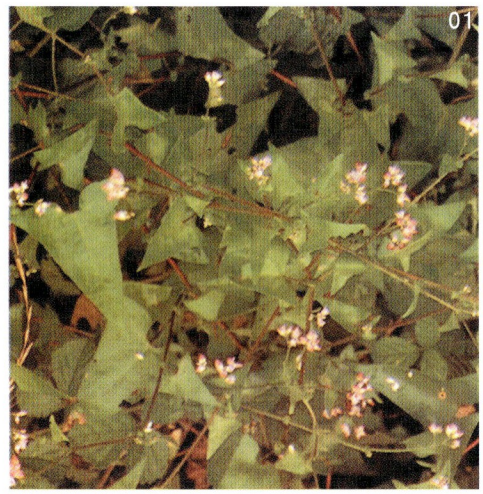
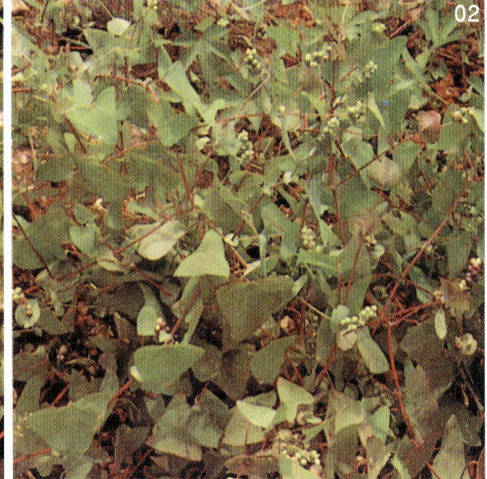

멸가치 개머위·명가지

Adenocaulon himalaicum EDGEW | 국화과

찾는 방법 산의 숲 속에 나며 약간 어둡고 습한 곳을 좋아하는 여러해살이풀이다. 50cm 정도로 자라는데 보통 짧은 땅속줄기로부터 한 대의 줄기가 곧추 자라나 윗부분에서 약간의 가지를 친다. 줄기와 잎 뒷면에는 잔털이 빽빽하게 나 있다.

봄에 땅속줄기에서 자란 잎은 둥글게 배열되어 땅을 덮으며 줄기에 나는 잎은 어긋난다. 잎의 생김새는 세모에 가까운 하트 모양이고 길이는 7~13cm, 너비는 11~22cm로서 가장자리에는 결각과 비슷한 생김새의 톱니가 있다.

10~20cm나 되는 긴 잎자루에는 좁은 날개가 붙어 있다. 땅속줄기로부터 자란 잎도 늦가을까지 말라 죽지 않고 그대로 남는다.

8~9월 무렵에 줄기와 가지의 끝에 나는 긴 꽃자루 위에 지름이 5mm쯤 되는 흰 꽃이 한 송이씩 핀다. 꽃이 핀 뒤에는 댓 개의 씨가 꽃자루 끝에 둥글게 배열되는데 끈끈한 털이 나 있어서 사람의 옷이나 짐승의 털에 잘 달라붙는다.

먹는 방법 봄에 어린 싹을 캐어다가 데쳐서 찬물에 우려내어 나물로 무쳐 먹거나 된장국에 넣어 먹는다. 때로는 데친 것을 말려서 갈무리해두었다가 필요에 따라 묵나물로 먹기도 한다.

01 봄에 자란 멸가치의 어린 잎
02 여름철의 성숙하게 자란 멸가치

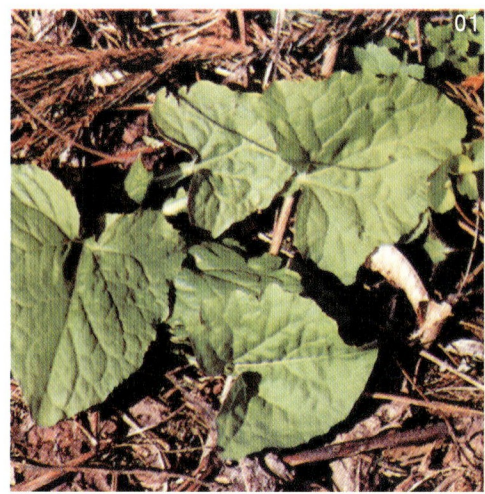
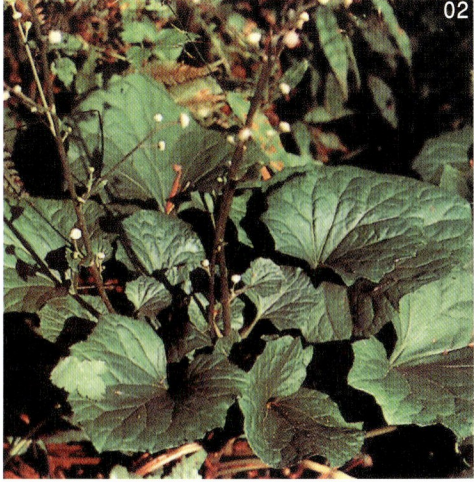

명아주 는장이

Chenopodium album var. centrorubrum MAKINO | 명아주과

찾는 방법 밭 가장자리나 폐경지 등 풀이 적게 나는 기름진 땅에 흔히 자라는 한해살이풀이다.
줄기는 곧추 자라며 지름 3cm, 높이 1.5m에 이르며 붉그스레한 줄이 있다. 가볍고 튼튼하기 때문에 옛 날에는 이 줄기를 말려서 지팡이를 만들기도 했다고 전해진다.
잎은 세모형에 가까운 계란형으로서 긴 잎자루를 가지고 있으며 길이가 4~8cm에 이른다. 끝과 밑동이 뾰족하고 가장자리에는 물결과 같은 톱니가 배열되어 있다.
생장점 가까이에 자리한 어린 잎에는 붉은빛이 감도는 가루와 같은 돌기(突起)가 많이 붙어 있어서 연한 보랏빛으로 물들어 있는 것처럼 보인다. 흰빛이 감도는 것도 있다.
6~7월경 가지 끝에 황록빛의 좁쌀만한 꽃이 이삭 모양으로 뭉쳐 핀다. 꽃잎은 없고 깊게 5갈래로 갈라진 꽃받침이 5개의 수술과 2개의 암술대를 감싸고 있다.
같은 무리로서 참명아주, 청명아주, 취명아주, 좀명아주 등 우리 나라에 7종이 자생하고 있으며 명아주와 함께 채식된다.

먹는 방법 꽃이피기 전까지 수시로 어린순을 나물이나 국거리로 해 먹는다. 부드럽고 맛이 좋아 시금치에 못지 않다. 쓴맛이 전혀 없으므로 가볍게 데쳐 찬물에 한 번 헹구기만 하면 된다.

무리를 지어 자란 명아주의 자생지

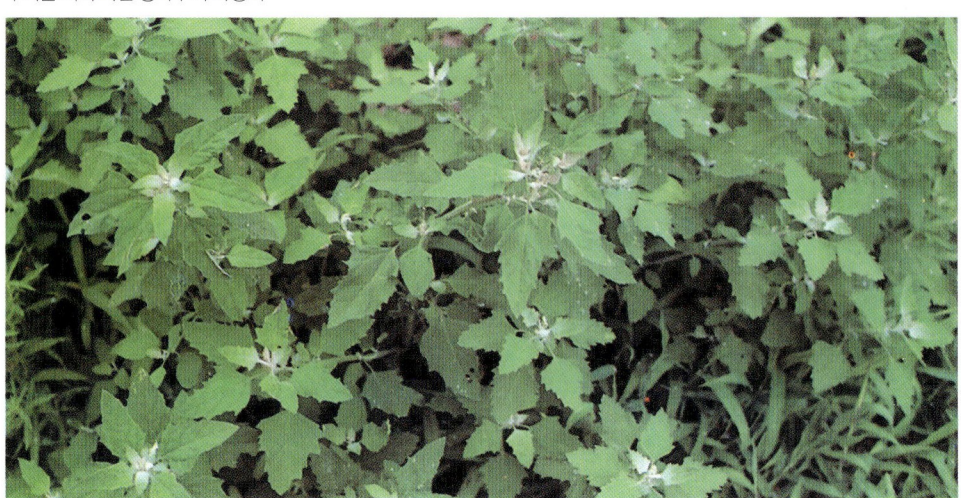

모시물통이 푸른물통이

Pilea viridissima MAKINO | 쐐기풀과

찾는 방법 그늘지고 습지에서 흔히 자라는 한해살이풀이다.
줄기에 수분이 많아서 연하고 꺾어지기 쉬우며, 곧추 자라 30~50cm의 높이에 이른다. 온몸에 털이 없고 줄기는 잎과 함께 연한 푸른빛이다.
긴 잎자루가 달린 계란형 잎이 마디마다 2장씩 마주 나는데 끝이 짧은 꼬리처럼 뾰족하다.
잎의 길이는 3~8cm, 너비 2~5cm이고 밑동에서 세 갈래로 갈라진 잎맥이 뚜렷하며 가장자리에는 세모꼴의 톱니가 규칙적으로 배열되어 있다.
꽃은 9월 무렵에 피는데 암꽃과 수꽃이 함께 잎겨드랑이에 모여 꼬리와 같은 생김새의 꽃차례를 형성하며 꽃차례의 길이는 1~3cm이다. 꽃 한 송이의 크기는 좁쌀보다 작으며 빛깔은 초록빛이다. 꽃잎은 없고 수꽃은 2개의 꽃받침과 2개의 수술이 있으며 암꽃의 꽃받침은 세개로 갈라져 끝이 솔처럼 생긴 암술을 감싸고 있다. 꽃이 지고 난 뒤 길이 1.5mm쯤 되는 납작한 계란형의 열매를 맺는다.

먹는 방법 질이 연하고 물기가 많기 때문에 꽃 피기 전까지 수시로 새순을 나물로 해 먹는다. 맛이 담백하며 쓴맛이 없으므로 가볍게 데쳐 찬물에 한 번 헹구기만 하면 조리할 수 있다.

01 9월에 꽃이 피기 시작하는 모시물통이
02 성숙한 모시물통이의 잎

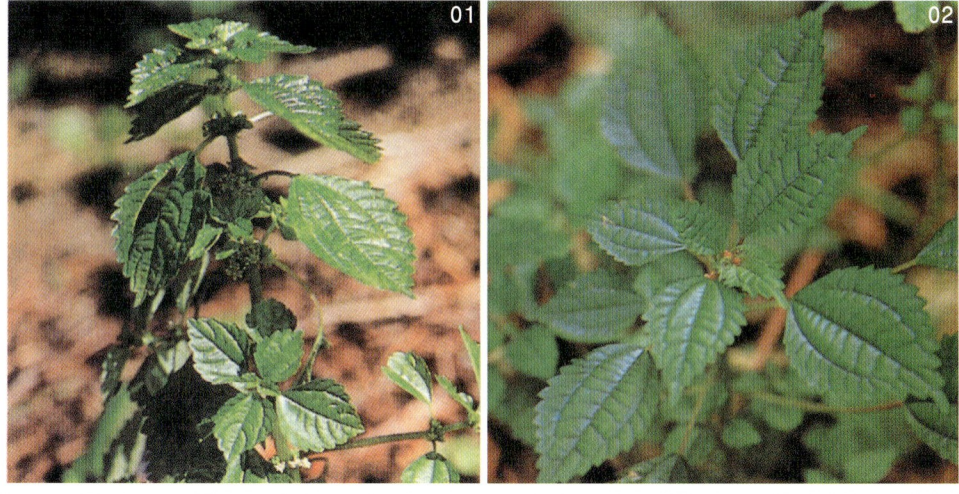

무릇 물구·물굿

Scilla sinensis MERR | 백합과

찾는 방법 낮은 산이나 들판의 양지바른 풀밭, 또는 둑과 같은 곳에 나는 여러해살이풀로서 2~3cm정도 되는 알뿌리를 가지고 있다. 알뿌리의 모양은 계란형으로 달래의 알뿌리와 흡사하지만 훨씬 굵고 크며 껍질은 흑갈색이다.

잎은 봄과 가을 두 차례에 걸쳐 알뿌리에서 2개가 자란다. 잎의 길이는 15~30cm이고 너비는 4~6mm인데 약간 두텁고 앞면은 홈통처럼 패여 있으며 끝이 뾰족하다. 잎 가장자리는 밋밋하고 털이 전혀 없다.

7~9월에 20~50cm의 꽃줄기를 신장시켜 끝부분의 10~20cm 범위에 많은 꽃이 뭉쳐 꽃방망이와 같은 상태를 이룬다. 꽃자루의 길이는 5~12mm이고 6개의 꽃잎을 가지고 있는데 꽃받침은 없다.

꽃잎의 생김새는 끝이 넓은 피침형으로 옆으로 넓게 퍼지는데 빛깔은 연한 보랏빛을 띤 분홍빛이고 뒷면이 한층 더 짙은 색이다. 수술은 6개로서 꽃잎 사이에 자리한다. 꽃이 핀 뒤 지름이 5mm의 열매를 맺는다.

먹는 방법 4월초부터 5월 상순 사이에 알뿌리를 캐어서 잎과 함께 약한 불로 장시간 고아 엿처럼 된 것을 먹는다. 단맛이 나며 농촌에서는 어린아이들의 간식거리로 소중히 여겨왔다.

여름에 꽃이 피어 있는 무릇. 잎의 모양은 어릴 때와 같다

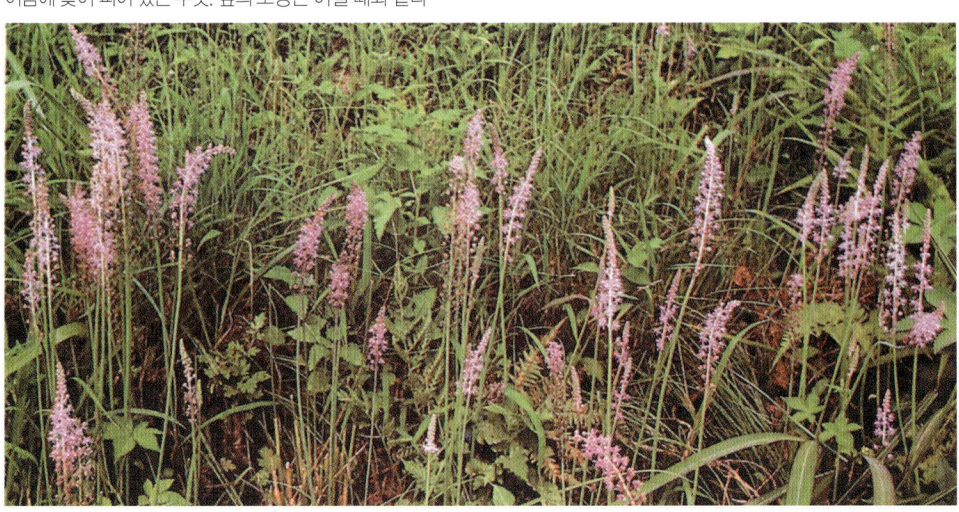

물레나물

Hypericum ascyron var. ascyron HARA | 물레나물과

찾는 방법 산이나 바닷가의 양지쪽 풀밭에 나는 여러해살이풀로서 0.5~1m 정도까지 자란다. 줄기는 곧추 서고 네모지며 위쪽에서 가지가 갈라진다. 줄기의 위쪽은 푸른빛인데 아래쪽은 나무처럼 딱딱해져서 연한 갈색빛으로 물든다.

잎은 끝이 뾰족한 피침형으로 잎자루가 없기 때문에 직접 줄기를 감싸는 상태로 2개씩 마주난다. 잎의 크기는 길이가 5~10cm, 너비는 1~2cm로서 투명한 점이 산재해 있으며 가장자리에는 톱니가 없어서 밋밋하다.

6~8월에 줄기와 가지 끝에 각기 한 송이씩 지름이 4~6cm 정도인 꽃이 핀다. 약간 비틀어져 나는 5개의 꽃잎은 마치 팔랑개비처럼 보인다.

꽃의 빛깔은 노란빛인데 개체에 따라서는 붉은빛이 감도는 것도 있다. 꽃 한가운데에는 많은 수술이 뭉쳐 있는 데다 끝이 붉게 물들어 있어서 노란 꽃잎과 잘 어우러져 매우 아름답다. 암술대가 물레나물의 것보다 긴 것을 큰물레나물이라고 하며 함께 채식된다.

먹는 방법 이른봄에 어린 싹을 캐서 나물로 먹는데 연한 잎도 먹을 수 있다. 쓴맛이 거의 없으므로 가볍게 데쳐서 찬물에 잠시 담갔다가 조리를 하면 된다.

여름에 꽃을 피운 물레나물. 어린 잎도 이와 거의 같다

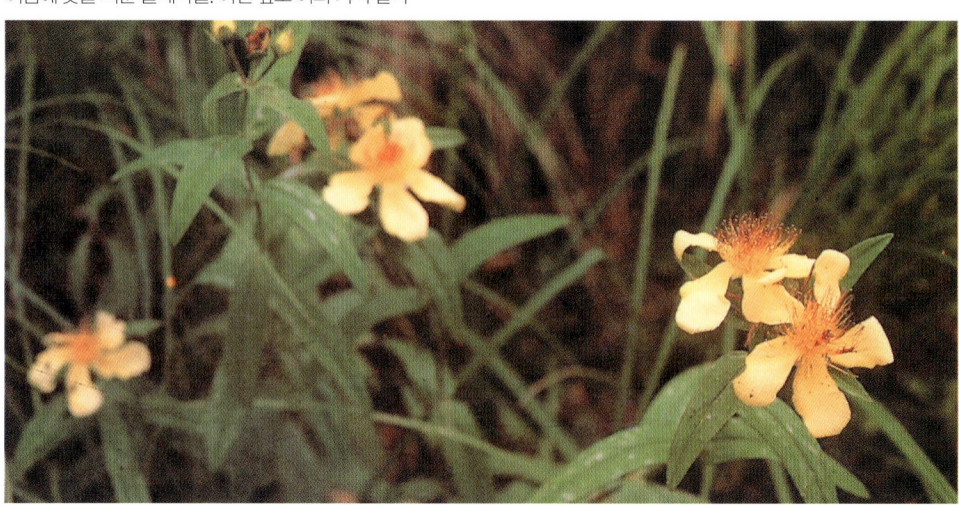

미나리

Qenanthe javanica Dc. | 미나리과

찾는 방법　들판의 습지와 물가에 나는 여러해살이풀로서 흔히 논에서 재배되고 있으며 시원스런 향내를 풍긴다. 야생하고 있는 것은 가꾼 것보다 향기가 한층 더 강하다.

밑동에서 가지가 갈라져 옆으로 퍼지면서 30cm 안팎의 높이로 자란다. 줄기에는 줄이 나 있고 가을철에 가는 가지의 마디에서 뿌리가 내려 번식한다.

잎은 어긋나고 긴 잎자루가 있는데 위로 올라가면서 점차적으로 짧아진다. 1~3cm에 계란형의 작은 잎이 한 번 또는 두 번 깃털 모양으로 모여 하나의 잎을 이루는데, 이렇게 해서 형성된 잎 전체의 생김새는 세모형에 길이는 7~15cm에 이른다.

7~9월에 줄기와 가지 끝의 잎과 마주나는 상태로 5~15개의 꽃대가 자라나 각기 10~25송이의 작은 흰 꽃이 뭉쳐 우산모양의 꽃차례를 이룬다. 꽃 한 송이에는 안쪽으로 꼬부라진 5개의 꽃잎과 5개의 수술이 있으며 지름은 2~3mm이다.

먹는 방법　향긋한 냄새와 씹히는 느낌을 즐기기 위해 생채로 무쳐 먹으며 김치로 담아 먹기도 한다. 미나리김치의 향긋한 맛은 산나물 가운데에서도 일품으로 치며 때로는 파전에 넣기도 한다.

01 여름철에 야생하고 있는 미나리의 꽃이 핀 모습
02 미나리와 같은 종인 독미나리는 높이 1m에 달하는 키가 큰 독성식물이다. 굵은 지하경은 마디가 있고 마디 사이는 속이 비어 있는 특징이 있으므로 이를 식별하여 식용하지 않도록 주의한다

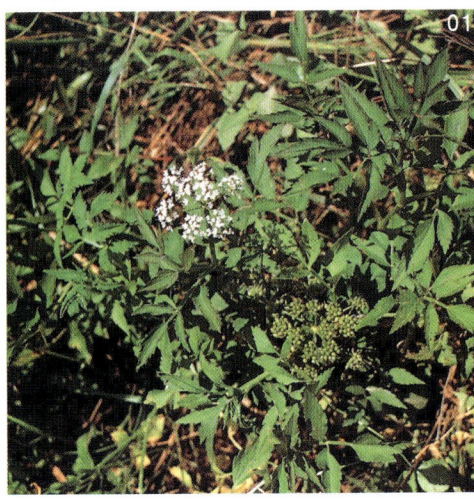
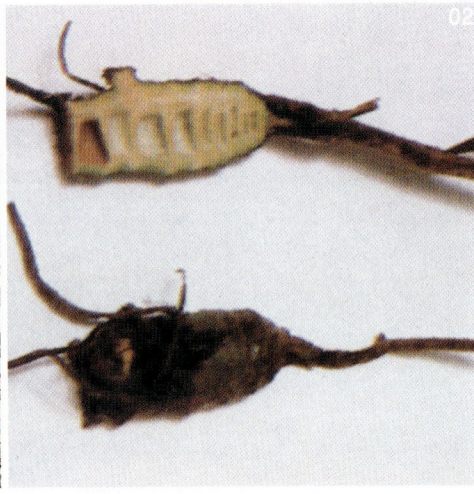

미역취 개미취·돼지나물

Solidago virgaurea subsp. asiatica KITAM | 국화과

찾는 방법　산의 양지쪽 풀밭에 나는 여러해살이풀로서 온몸에 잔털이 나 있으며 줄기는 어두운 보랏빛을 띤다.

곧추 자라나 거의 가지를 치지 않으며, 높이가 50~80cm에 이른다. 뿌리에서 자라는 잎은 꽃 필 무렵에 말라 죽어 버리며 줄기에 나는 잎은 7~9cm의 계란형 또는 타원형 모양으로 어긋나게 난다.

잎 끝은 뾰족하고 밑동은 둥그스름하며 앞면에는 약간의 털이 있으나 뒷면에는 털이 없다. 가장자리에는 예리한 생김새의 톱니가 규칙적으로 배열되어 있다. 잎자루에는 좁은 날개가 달려 있고 위로 올라가면서 잎이 점차 작아져 타원형에 가까운 피침형으로 변하면서 잎자루가 없어진다.

7~10월 무렵 줄기 끝에 지름이 12cm 안팎인 노랑꽃이 원기둥 모양으로 모여 핀다. 꽃은 길이가 6.5~8mm, 너비가 1.5~2mm인 5개의 꽃잎으로 이루어져 있다.

꽃이 핀 뒤 홀쭉한 씨가 생겨나는데 끝에 길이 3.5cm 정도의 털이 붙어 있다.

먹는 방법　봄에 땅을 덮고 있는 어린 싹을 캐어서 나물로 한다. 취나물의 하나로서 맛이 대단히 좋으나 쓴맛이 강하다. 그러므로 데쳐서 우려낸 것을 말려두었다가 묵나물로 해서 먹는다.

01 꽃피기 전 밑동의 잎모양. 어린 잎도 이와 같다
02 여름에 꽃이 피어있는 미역취. 붉은 줄기의 식물은 다른 풀이다

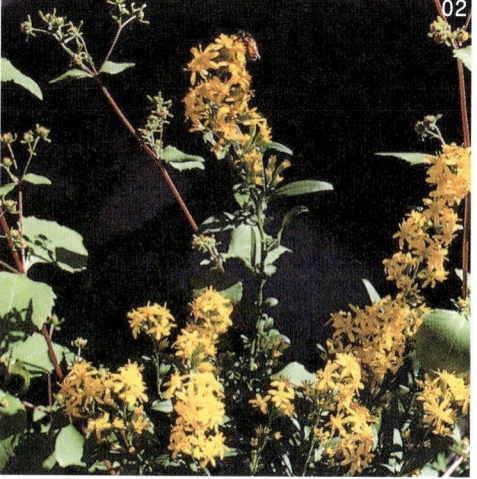

민들레

Taraxacum platycarpum DAHLST | 국화과

찾는 방법 들판의 양지바른 풀밭이나 길가, 경작지 주위 등에서 흔히 볼 수 있는 여러해살이풀로서 줄기는 없고 잎이 한자리에서 둥글게 뭉쳐 옆으로 퍼진다.
뿌리는 굵고 길며 다시 살아나는 힘이 강해서 토막으로 잘려도 다시 뿌리가 내리고 새잎이 돋아난다.
잎은 주걱에 가까운 피침형으로 밑동보다 끝쪽이 넓으며 길이가 6~15cm로서 무잎처럼 깊게 갈라지는데 갈라진 조각은 6~8쌍이다. 잎 가장자리에는 고르지 않은 톱니가 나 있다. 잎이 좀더 깊고 날카로운 모양으로 갈라진 것을 서양민들레라고 하는데 민들레에 못지 않게 많이 볼 수 있다.
봄과 가을에 잎이 뭉친 한가운데로부터 잎보다 짧은 꽃자루가 자라나 수많은 꽃잎으로 이루어진 노란 꽃이 한 송이씩 핀다. 꽃의 지름은 3cm 안팎이고 꽃받침의 부분에는 작은 흰털이 밀생해 있다.
꽃이 핀 뒤에는 흰 우산꼴의 털을 가진 씨가 둥글게 뭉치고, 완전히 익으면 바람을 타고 사방으로 흩어진다. 흰 꽃이 피는 종류를 흰민들레라고 한다.

먹는 방법 이른봄에 어린 싹을 뿌리채 캐서 나물이나 국거리로 먹는다. 쓴맛이 있으므로 데친 뒤 우려내어야 한다. 서양민들레도 함께 먹는다. 날것을 고추장에 찍어 먹기도 한다.

01 꽃을 피우면서 씨앗을 맺는 민들레의 모습
02 흰민들레의 꽃이 핀 모습

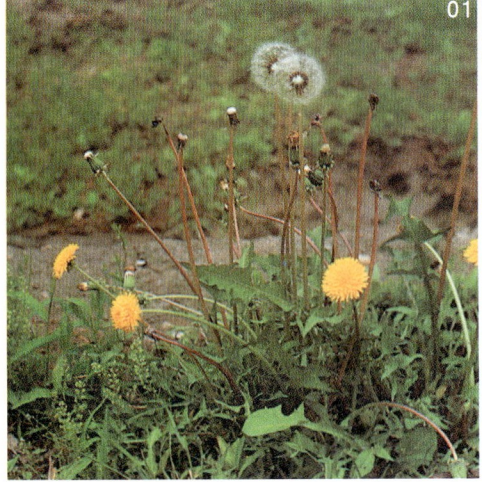
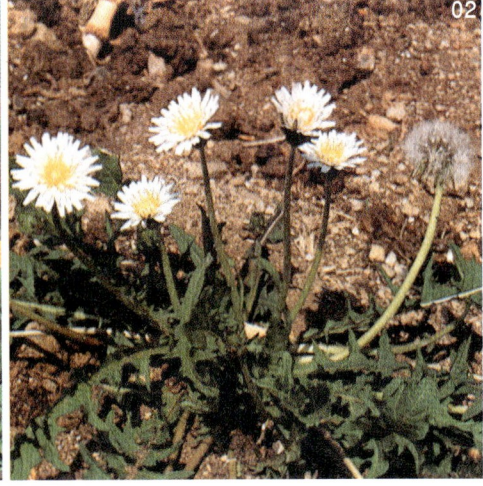

밀나물

Smilax riparia var. ussuriensis HARA. et T. KOYAMA | 백합과

찾는 방법　산의 양지바른 곳에 형성되는 덤불 속에서 나는 여러해살이풀로서 덩굴로 자란다. 많은 가지를 치며 줄기와 가지에는 돌출한 줄이 있다.

잎은 계란형으로 5~15cm의 길이에 어긋난다. 5~7줄의 평행상태로 배열된 잎맥이 있고 끝은 뾰족한데 밑동은 둥그스레하다. 잎 앞면은 초록빛이고 털이 없으나 뒷면의 잎맥에는 잔털이 약간 있다.

잎자루는 5~30cm에 잎겨드랑이에는 받침잎이 변한 한 쌍의 덩굴손이 있어서 다른 풀이나 나무로 기어오른다. 잎 가장자리에는 톱니가 없고 밋밋하다.

5~7월에 잎겨드랑이에서 잎자루보다 훨씬 길게 자란 꽃대 끝에 15~30송이의 작은 초록빛 꽃이 우산꼴로 뭉쳐 핀다. 꽃의 지름은 8mm 안팎이고 꽃잎은 6개이다. 수술만 있는 꽃과 암술만 있는 꽃이 함께 피고 열매는 검게 익는다.

먹는 방법　맛이 좋은 산나물로서 같은 백합과의 여러해살이 풀인 선밀나물과 함께 어린순을 나물이나 국거리로 삼는다. 쓴맛이 없고 담백하므로 날것을 기름으로 볶아 간을 해도 좋다. 튀김으로 먹기도 하는데 이 경우에도 날것을 그대로 조리한다.

01 꽃 피기 전의 밀나물. 어린 잎모양도 이와 같다
02 5~7월경 꽃이 피어 있는 밀나물의 모습

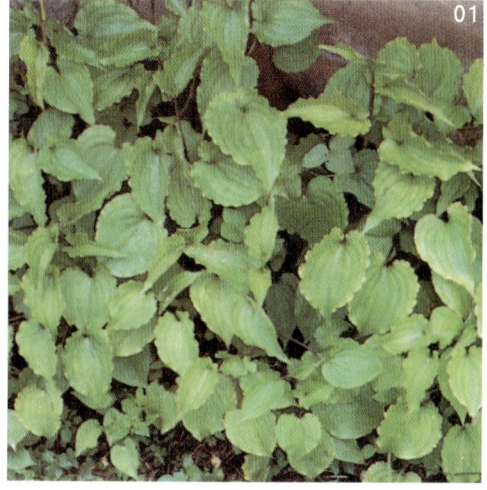
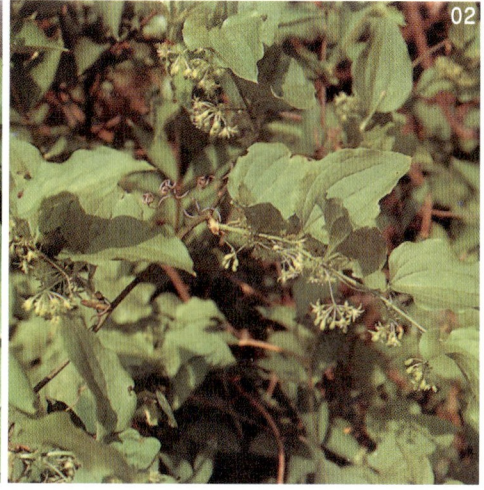

박주가리

Metaplexis japonica MAKINO | 박주가리과

찾는 방법 들판의 메마른 풀밭이나 건조하기 쉬운 둑 등에서 자라나는 덩굴성 여러해살이풀로서 땅속 줄기가 길게 뻗어 번식한다.

줄기는 다른 풀이나 키가 작은 나무로 기어오르면서 3m 안팎의 길이로 자라며 줄기에 부드러운 잔털이 나 있다. 자라나면서 여러 개의 가지를 치는데 자르면 젖과 같은 흰 즙이 흘러나온다.

잎은 계란형에 가까운 하트 모양으로 마디마다 2매씩 마주난다. 잎은 5~10cm의 길이에 털이 없으며 약간 두텁고 가장자리는 밋밋하다. 잎자루는 잎의 반 정도 만하다.

7~8월에 연한 자줏빛 꽃이 잎겨드랑이에서 자란 긴 꽃대 끝에 7~8송이씩 뭉쳐 핀다. 꽃은 넓은 종처럼 생겼고 다섯 갈래로 깊게 갈라지며 양면에 잔털이 밀생하고 갈라진 부분의 끝이 뒤로 말린다.

열매는 표주박 같은 넓은 피침형으로 길이는 10cm 정도이고 겉에 사마귀 같은 혹이 있다. 씨에는 흰 털이 달려 있다.

먹는 방법 어리고 연한 순을 나물로 해먹는데 대단히 맛있다. 그러나 흰 즙에는 경련을 일으키는 성분이 함유되어 있으므로 데쳐서 잘 우려낸 다음 조리를 해야 한다. 덜 익은 씨를 아이들이 심심풀이로 먹기도 한다.

01 박주가리의 꽃이 피기 시작하는 모습
02 여름철 꽃을 피워서 시들기 시작하는 박주가리. 어린 잎 모양도 이와 같다

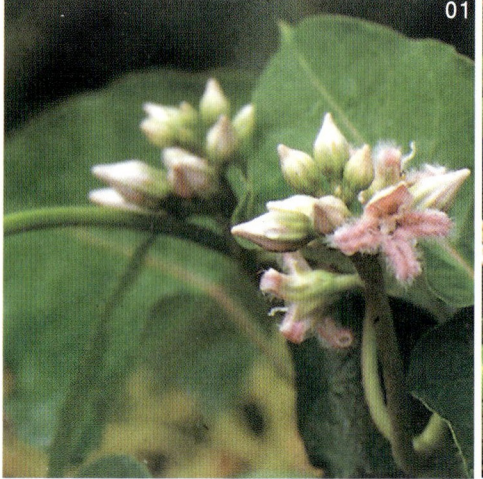
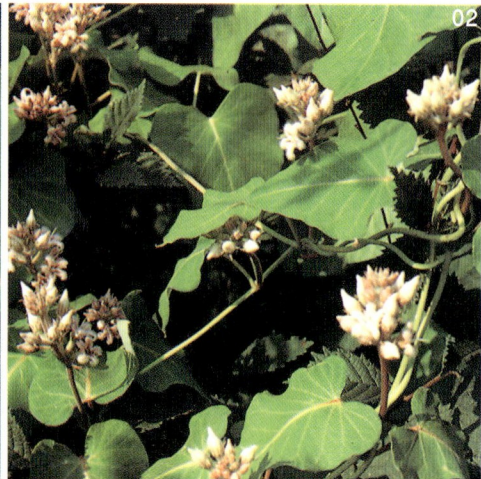

방가지똥

Sonchus oleraceus L | 국화과

찾는 방법 도처의 길가나 황폐지 등 양지바르고 메마른 자리에 나는 두해살이풀로서 논두렁 같은 곳에서 나는 경우도 있다.

속이 비어 있는 줄기는 30~100cm의 높이로 곧게 자라며 가지를 약간 치기도 한다.

온몸에 털이 없으며 뿌리에서 자라나는 잎은 15~25cm 길이의 긴 타원형으로서 깃털 모양으로 깊게 갈라진다. 가장자리에는 불규칙한 치아상(齒牙狀)의 톱니가 있고 톱니 끝은 바늘처럼 뾰족하여 엉겅퀴와 흡사하나 만져도 따갑지 않다.

줄기에 달리는 잎은 깃털 모양으로 갈라지는 것과 갈라지지 않는 것이 있으며 가장자리에는 역시 불규칙한 톱니가 나 있다. 잎자루는 없고 잎 밑동이 귀처럼 넓어져 줄기를 감싼다.

5~9월경 줄기 끝에 댓 송이의 노란 꽃이 우산꼴에 가까운 모양으로 모여 차례로 피어오른다. 꽃의 지름은 2cm 안팎이고 꽃잎이 많으며 씨는 민들레처럼 털이 붙어 있어서 바람을 타고 흩어진다.

먹는 방법 늦가을이나 이른봄에 어린 싹을 나물이나 국거리로 해 먹는다. 쓴맛이 나므로 데쳐서 잘 우려내어야 하나 아주 어린 싹은 쓴맛이 덜하므로 생채로 먹기도 한다.

여름철에 꽃을 피우고 있는 방가지똥

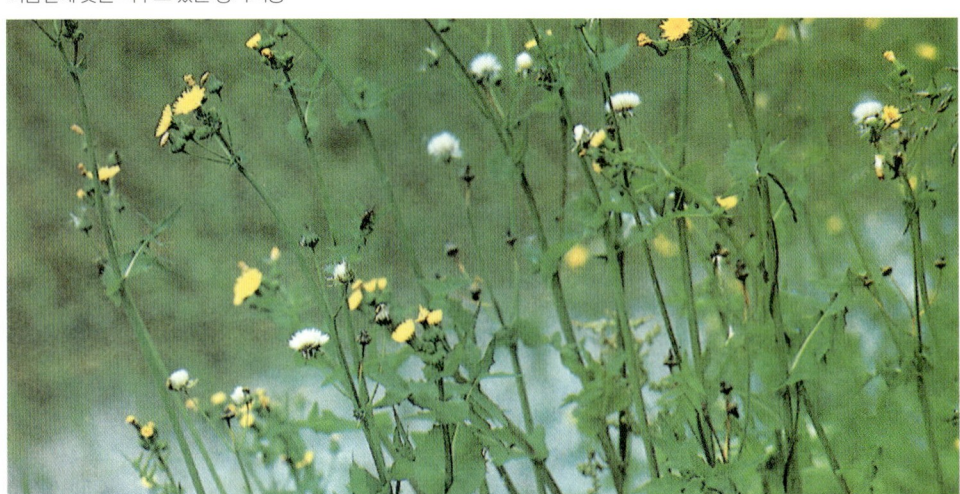

배초향 방아잎·중개풀

Agastache rugosa KVNTZ | 광대나물과

찾는 방법 양지쪽 산비탈의 돌이 많이 쌓인 곳에 나는 여러해살이풀이다. 네모진 줄기는 곧추 서서 자라나 윗부분에 여러 개의 가지를 치면서 40~100cm의 높이로 성장한다. 잎은 계란형에 가까운 하트 모양으로 마주나는데 끝이 뾰족하고 밑동은 하트 모양으로 패어져 있다. 잎의 길이는 5~10cm 정도이고 앞면에는 털이 없으나 뒷면에는 약간의 털이 있고 흰빛이 감돌며 가장자리에는 둔한 톱니가 고르게 배열된다. 잎자루의 길이는 1~4cm이다.

7~9월에 줄기와 가지의 끝에서 자라나는 5~15cm 정도 길이의 꽃대 위에 자줏빛 꽃이 층을 지면서 둥글게 배열되어 아래로부터 차례로 피어 올라간다. 꽃의 생김새는 입술모양으로 밑입술에 해당되는 부분이 윗입술보다 크고 양가에 자리한 꽃잎에는 작은 톱니와 같은 결각이 있다. 꽃의 길이는 8~10mm 정도이고 꽃받침은 다섯 개로 갈라진다.

먹는 방법 봄에 어린 것을 나물로 해 먹는다. 특별한 맛을 지니고 있으며 들깻잎 냄새에 가까운 독특한 향취가 입맛을 돋구어 준다. 약간 쓴맛이 있기 때문에 데쳐서 잠시동안 찬물에 우려낸 뒤 조리한다.

여름에 꽃피운 배초향. 처음 꽃필 때는 진한 자줏빛이다. 어릴 때의 잎 모양도 이와 거의 같다

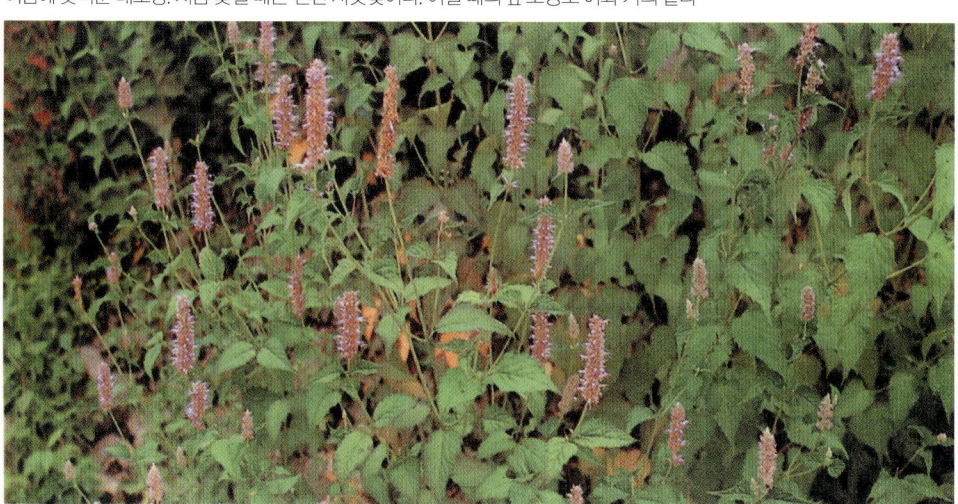

뱀딸기

Duchesnea wallichiana NAKAI | 장미과

찾는 방법   들판의 약간 습한 풀밭이나 밝은 숲속에 나는 키 작은 여러해살이풀이다.
긴 털이 있는 줄기는 꽃이 필 때까지 짧게 자라지만 열매가 익을 무렵부터 길게 사방으로 뻗어나 마디의 부분에서 뿌리가 내려 어린 포기를 만들어내면서 번식된다.
잎은 계란형의 작은 잎조각이 토끼풀처럼 3매씩 모여 이루어진 것이 어긋난다. 잎조각의 길이는 2~3.5cm이고 너비는 1~3cm로서 끝은 무디고 밑동이 날카롭게 좁아진다. 잎의 앞면에는 별로 털이 없으나 뒷면 잎맥 위에는 긴 털이 나 있다.
잎 가장자리에는 예리한 생김새의 톱니가 비교적 고른 상태로 배열되어 있다. 잎자루는 잎몸과 비등한 길이이며 줄기와 마찬가지로 긴 털이 있다.
4~5월에 잎겨드랑이로부터 자라나는 긴 꽃대 끝에 지름이 1cm쯤 되는 노란 꽃이 한 송이씩 핀다. 지름이 1cm 안팎인 둥근 열매는 익으면서 붉게 물들어 대단히 아름답다.

먹는 방법   아이들이 놀이 삼아 연한 순과 열매를 따먹는데 열매는 아무 맛이 없다. 순에는 비타민과 미네랄이 풍부하게 함유되어 있으므로 녹즙으로 해서 마시면 몸에 좋다.

01 4~5월에 꽃이 핀 뱀딸기
02 꽃이 지고 나서 열매를 맺은 여름철의 뱀딸기. 어린 잎도 이와 같은 모양이다

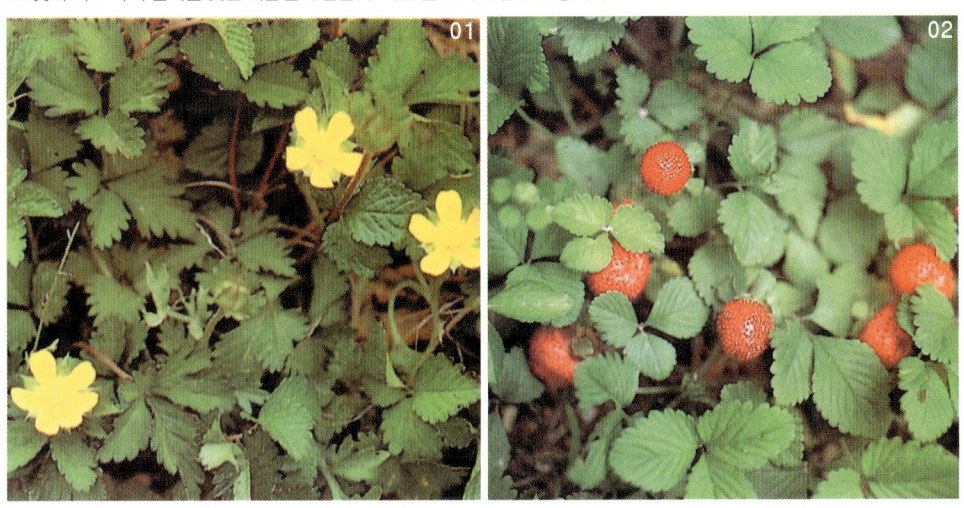

뱀무

Geum japonica THVNB | 장미과

찾는 방법 산과 들판의 양지쪽 풀밭에 나는 여러해살이풀로서 온몸에 짧고 거친 털이 나 있다. 줄기는 곧추 서서 약간의 가지를 치면서 1m에 가까운 높이로 자란다.

봄에 뿌리에서 자라나는 잎은 흔히 3개로 갈라지고 긴 잎자루 윗부분에 한두 쌍의 작은잎이 붙어 있다. 3개로 갈라진 잎 중에서 가운데 것이 가장 크며 모양은 계란형에 가까운 둥근꼴로서 길이와 너비가 모두 3~6cm에 이른다. 잎 양면에는 짧은 털이 있고 가장자리에는 고르지 않은 톱니가 나 있다. 줄기에 나는 잎 역시 3개로 갈라지나 짧은 잎자루에는 잎조각이 붙어 있지 않다. 줄기에 나는 잎은 서로 어긋난다.

6월에 가지 끝마다 1.5cm 정도 지름의 노란 꽃이 한 송이씩 핀다. 꽃은 꽃잎이 5개 있는데 양지꽃의 꽃잎과 흡사하다. 줄기에 나는 잎의 잎자루에 작은잎이 3~5개 달려 있는 것을 큰뱀무라고 하며 꽃도 뱀무보다 약간 크다.

먹는 방법 큰뱀무와 함께 어린 싹을 나물로 한다. 쓴맛이 없으므로 가볍게 데쳐 찬물에 헹군 다음 조리하면 된다. 굵은 뿌리는 날것 그대로 된장이나 고추장에 박아 장아찌로 해 먹는다.

01 4~5월에 자란 뱀무의 어린 잎
02 6월에 꽃이 핀 뱀무의 모습

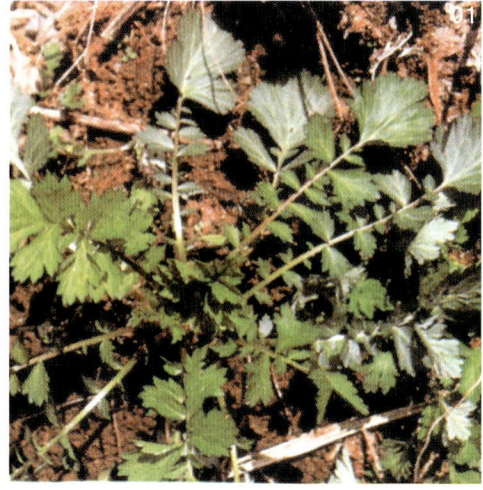
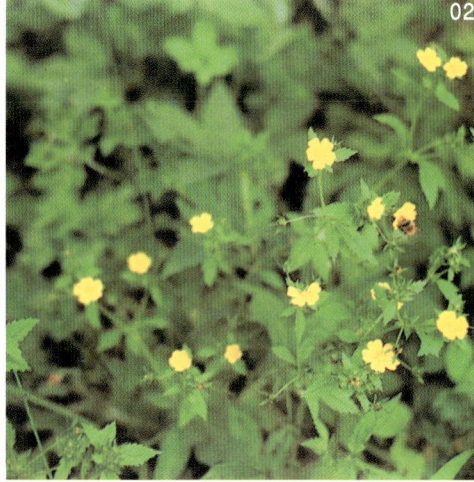

별꽃

Stellaria medica CYRIL | 석죽과

찾는 방법 인가에 가까운 풀밭이나 길가, 밭 가장자리 등에 흔히 나는 두해살이풀로서 한자리에 많은 개체가 모여 자란다.
높이 10~20cm로 자라며 밑에서 많은 가지를 치고 줄기에는 털이 한 줄 나 있다.
계란형의 잎은 마주나는데 길이는 1~2cm로서 끝이 뾰족하고 밑동은 둥그스레하다. 밑부분에 나는 잎은 잎자루가 있으나 윗부분에 나는 잎에는 잎자루가 없고 가장자리가 밋밋하다.
꽃은 5~6월 무렵에 가지 끝이나 줄기 끝에 여러 송이씩 작고 흰 꽃이 모여 핀다. 꽃잎은 5장이며 각 꽃잎은 두 갈래로 깊게 갈라져 있기 때문에 꽃잎이 10개인 것처럼 보인다. 꽃받침은 5개로 꽃잎보다 길며 긴 타원형이다.
꽃자루의 길이는 5~20mm 정도여서 꽃이 필 때에는 곧추 서 있으나 꽃이 지면 밑으로 처졌다가 열매가 익으면 다시 일어난다.

먹는 방법 맛이 담백하고 부드럽기 때문에 1년 내내 연한 순을 나물로 하거나 국에 넣어 먹는다. 생채로도 먹을 수 있으며 샐러드로 해 먹어도 좋다. 또한 날것을 기름이나 버터로 볶아 살짝 간을 해도 맛있다.

01 봄에 자란 별꽃의 어린 잎
02 5~6월에 꽃이 핀 별꽃의 모습

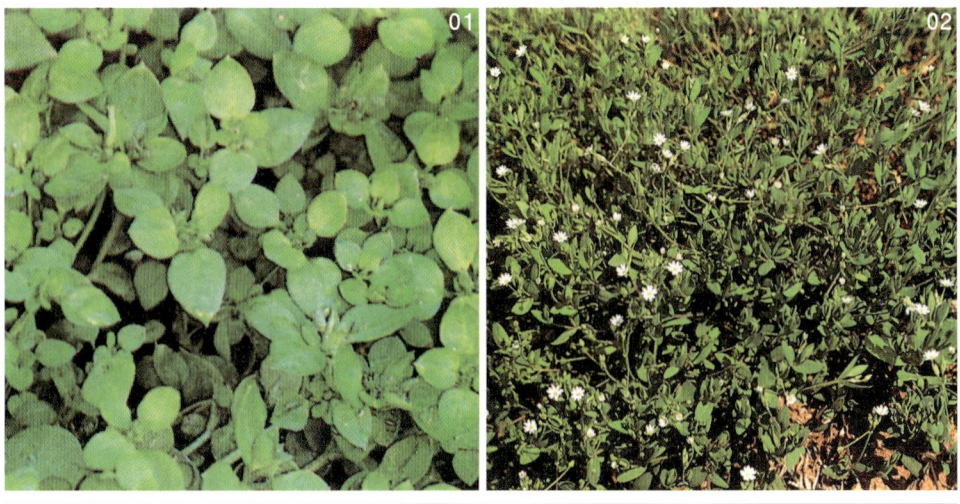

비름 참비름

Amaranthus mangostanus L | 비름과

찾는 방법 인가에 가까운 풀밭이나 길가, 밭 가장자리 등에 나는 한해살이풀로서 때로는 재배하기도 한다.

줄기는 곧추 서서 굵은 가지를 뻗으면서 1m 안팎의 높이로 자란다.

마름모꼴에 가까운 계란형의 잎은 잎맥이 두드러져 거칠게 보이며 마디마다 서로 어긋나게 자리한다. 잎의 길이는 4~12cm, 너비는 2~7cm로서 잎끝이 무디거나 약간 패여 있으며 잎밑동은 넓으면서도 점차적으로 뾰족해진다. 잎 가장자리에 톱니가 없고 3~10cm 길이의 잎자루가 있다.

7월경 줄기와 가지 끝에 꽃잎이 없는 초록빛 작은 꽃이 이삭 모양으로 모여 피는데 줄기와 가지의 끝에 가까운 잎겨드랑이에도 꽃이삭을 형성한다. 꽃받침은 세 갈래로 갈라져 3개의 수술과 하나의 암수를 감싸고 있으며 끝이 뾰족하고 빳빳하다.

꽃이 지고 난 뒤 타원형의 열매가 맺히는데 열매가 익으면 옆으로 갈라져 흑갈색의 윤기 있는 씨가 나타난다.

먹는 방법 개비름이나 털비름과 함께 어리고 연한 순을 나물로 하거나 국에 넣어 먹는다. 쓴맛이 전혀 없고 담백하며 시금치와 흡사해서 먹을 만하다. 계속 먹으면 변비를 고칠 수 있고 안질에도 좋다.

01 키가 작은 개비름의 모습
02 7월에 꽃을 피운 비름. 어린 잎 모양도 이와 같다

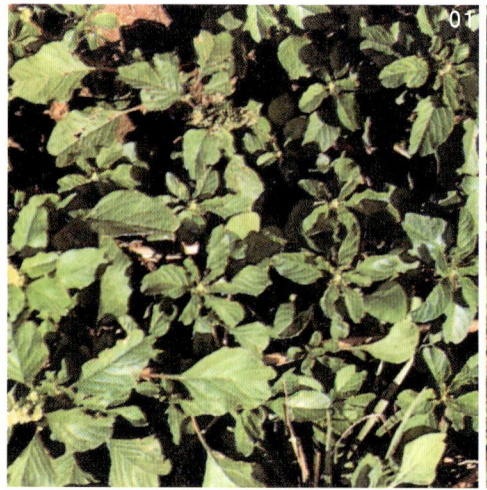
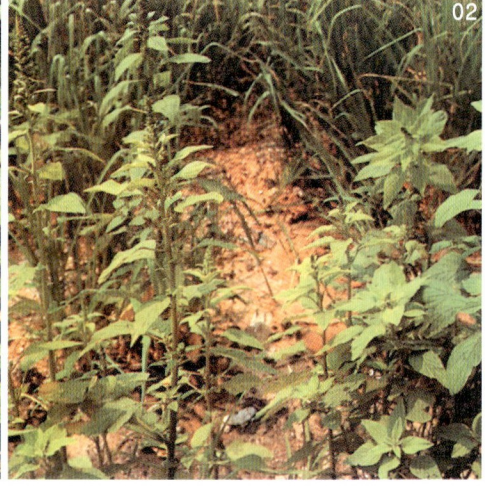

뽀리뱅이 보리뱅이·박조가리나물

Youngia japonica Dc. | 국화과

찾는 방법 길가나 밭 가장자리와 같은 곳에 나는 두해살이풀로서 질이 연하다.
보랏빛을 띤 갈색의 줄기는 곧추 일어서서 20~60cm 정도의 높이에 이르고 가지를 전혀 치지 않는다. 전체에 잔털이 나 있으며 줄기에는 약간의 잎이 생겨날 뿐이고 대부분의 잎은 뿌리에서 나와 둥글게 퍼지며 땅거죽을 덮는다.
뿌리에서 나온 잎은 늦가을에 형성되어 그대로 겨울을 나고 꽃이 핀 뒤 말라 죽는다. 피침형에 깃털 모양으로 갈라져 있는 잎 모양은 민들레 잎과 흡사하며 보랏빛 기운이 감돈다. 잎의 길이는 8~20cm로서 갈라진 조각은 밑동쪽으로 갈수록 점차적으로 작아진다. 작은잎의 가장자리에는 불규칙한 작은 톱니가 있다.
줄기에서 나는 잎은 서너 장 정도이고 뿌리로부터 자란 잎과 비슷하게 생겼으나 약간 작다.
5~6월경 줄기 끝에 지름이 7mm가량 되는 노란 꽃 여남은 송이가 뭉쳐 핀다.

먹는 방법 가을이나 이른봄에 어린 싹을 나물로 하거나 국에 넣어 먹는다. 쓴맛이 강하므로 데쳐서 찬물에 오래도록 담가 충분히 우려낸 다음 물기를 잘 짜내어 기름으로 볶아 먹기도 한다.

5~6월 중에 꽃이 피어 있는 뽀리뱅이. 어린 잎도 이와 비슷하다

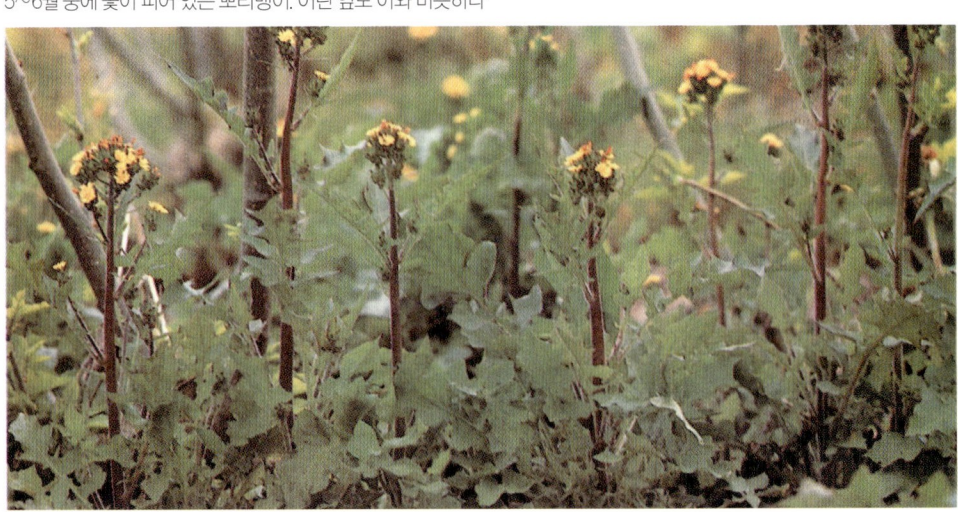

뽕나무

Morus alba L | 뽕나무과

찾는 방법　전국적으로 널리 심어 가꾸고 있는 낙엽활엽수로서 마을 부근에서는 스스로 자란 것도 볼 수 있다.

크게 자란 것은 10m 가까이 되는 것도 있으나 보통은 관목상(灌木狀)을 이룬다. 잔가지는 회갈색 또는 회백색이고 잔털이 나 있으나 점차 없어진다.

잎은 어긋나고 계란형에 가까운 둥근꼴로서 3~5갈래로 갈라진다. 잎의 길이는 10cm 안팎이고 끝이 뾰족하며 밑동은 하트 모양이고 가장자리에는 톱니가 고르게 있다.

잎 앞면은 밋밋하고 윤기가 흐르는데 뒷면의 잎맥 위에는 잔털이 나 있다. 잎자루는 짧아서 2~2.5cm밖에 되지 않는다. 수꽃과 암꽃이 각기 다른 나무에 피며 모두 잔가지의 잎겨드랑이에 짧은 끄나풀 모양으로 뭉쳐 피는데 꽃잎은 없고 초록빛으로 핀다.

암꽃의 경우 암술대는 거의 없고 암술머리는 2개로 갈라져 있다.

6월에 꽃이피고 초여름에 열매가 검게 익는데 이것이 오디이다.

먹는 방법　어린 잎을 나물로 먹으며 성숙한 잎을 달여서 차 대신 마시면 고혈압과 동맥경화를 고칠 수 있다. 오디를 소주에 담근 것은 자양강장 효과가 있고 부인의 냉증에도 좋다.

01 초여름에 열매가 맺혀가는 뽕나무의 모습
02 뽕나무의 열매(오디)가 익어가는 모습

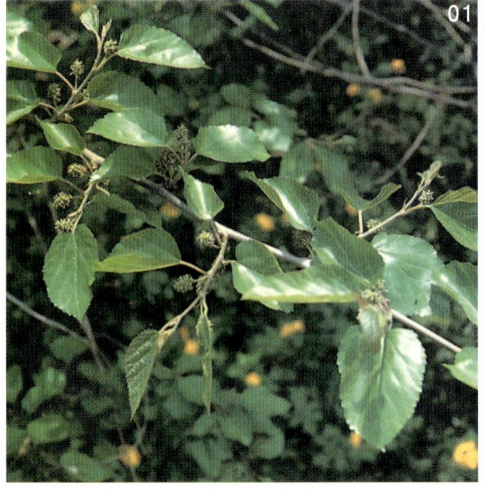
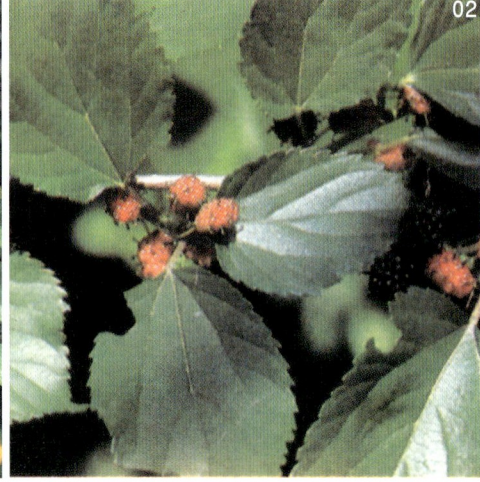

산딸기

Rubus crataegifolius BVNGE | 장미과

찾는 방법 낮은 산 양지쪽 비탈의 메마른 자리에 나는 키 작은 낙엽활엽수로서 한자리에 여러 대의 줄기가 선다.

줄기는 적갈색으로서 곧추 서며 어릴 때에는 털이 있고 윗부분에서 긴 가지가 자라나는데 갈퀴와 같은 예리한 가시가 돋는다.

잎은 어긋나며 손바닥 모양으로 3~5개로 갈라지는데 열매를 맺는 가지에 달리는 잎은 3개로 갈라지거나 또는 갈라지지 않는다. 갈라진 잎조각은 계란형 또는 계란형에 가까운 피침형으로 끝이 날카롭고 가장자리에는 이중으로 겹친 톱니가 있다. 2~5cm 길이인 잎자루에도 날카로운 가시가 돋친다.

6월경 가지 끝에 지름이 2cm쯤 되는 흰 꽃 댓 송이가 뭉쳐 핀다. 꽃에는 5개의 둥근 꽃잎과 5개의 꽃받침이 있다. 열매는 1.5cm 정도 지름에 둥글며 7~8월에 주홍빛으로 물들면 먹을 수 있다.

먹는 방법 아이들이 즐겨 따먹는데 잼으로 가공하면 딸기잼보다 월등히 향기롭고 맛이 좋다. 나무딸기, 곰딸기, 멍석딸기, 복분자딸기도 함께 먹으며 소주에 담가 피로회복제로 복용하기도 한다.

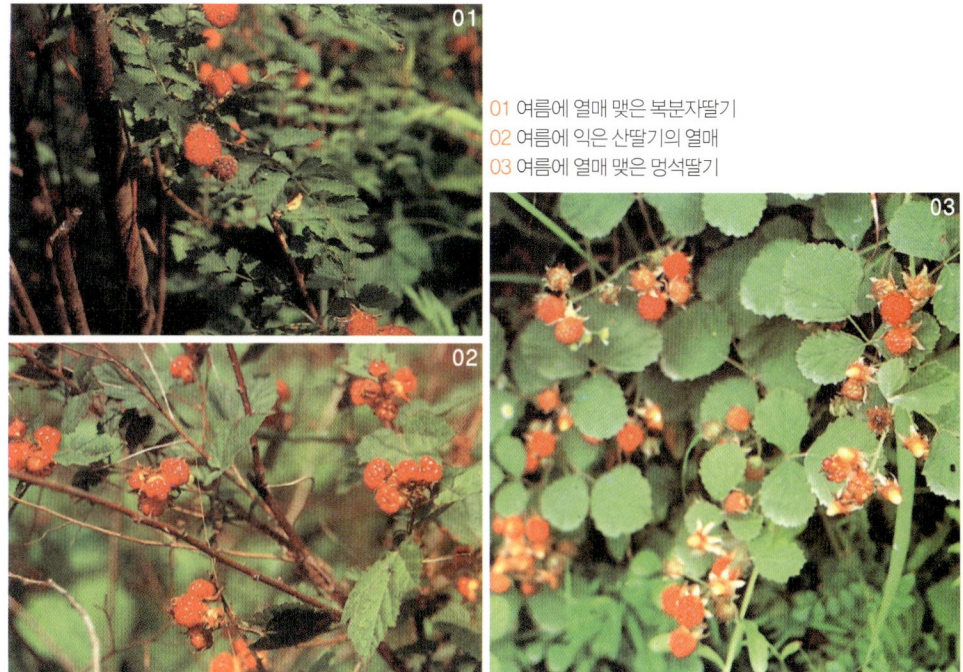

01 여름에 열매 맺은 복분자딸기
02 여름에 익은 산딸기의 열매
03 여름에 열매 맺은 멍석딸기

소루쟁이 소리쟁이

Rumex coreanus NAKAI | 여뀌과

찾는 방법 인가에 가까운 들판의 양지바르고 기름진 땅에 나는 여러해살이풀로서 뿌리가 굵다. 적갈색 빛이 감도는 굵은 줄기는 곧추 서서 60~100cm 높이로 자라며 윗부분에서 약간의 가지를 친다.
잎은 뿌리에서 자라나는 것과 줄기에 나는 것 두 가지 형태가 있다.
뿌리에서 나오는 잎은 피침형 또는 길다란 타원형으로서 길이가 13~30cm나 되고, 긴 잎자루를 가졌으며 둥글게 배열되어 땅을 덮는다. 잎 가장자리에는 파상의 주름이 있을 뿐 톱니는 없으며 질이 부드럽고 잎 앞면에는 윤기가 흐른다. 줄기에서 나는 잎은 잎자루가 짧고 어긋나는데 생김새는 뿌리에서 자라나는 잎과 흡사하고 위로 올라갈수록 점차 작아진다.
6~7월경에 줄기와 가지 끝에서 연한 녹색의 작은 꽃이 둥글게 뭉쳐 층을 지면서 핀다. 꽃잎은 6장이며 꽃의 지름은 4mm 안팎이다.

먹는 방법 부드럽고 감칠맛이 나며 어린 잎과 순을 나물로 하거나 국에 넣어 먹는다. 특히 고깃국에 넣으면 맛이 일품이다. 약간 신맛이 나기도 하지만 가볍게 데쳐 찬물로 한 번 헹궈내면 없어진다. 참소루쟁이와 수영, 개대황도 같은 요령으로 먹는데 이것 역시 맛이 좋다.

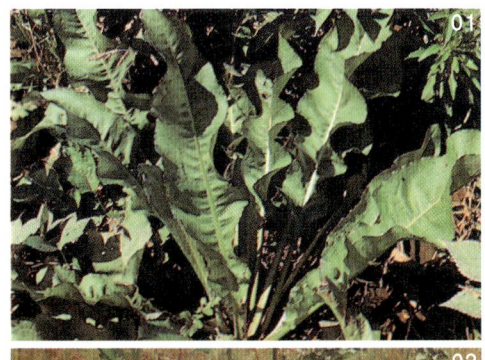
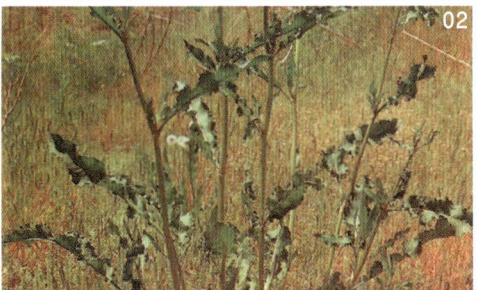
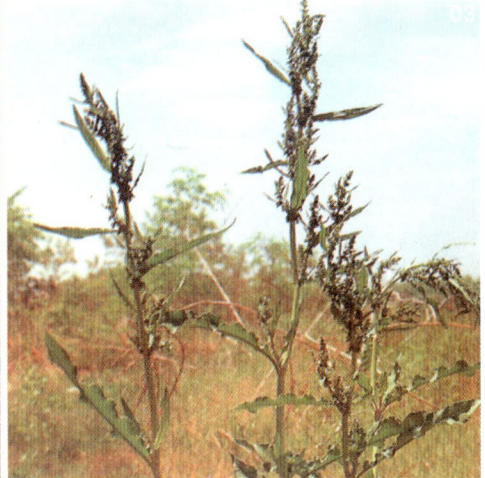

01 소루쟁이의 크게 자란 어린 잎
02 여름에 성숙한 소루쟁이의 밑동 모습
03 6~7월에 꽃이 핀 소루쟁이

솔나물

Glaium verum var. asiaticum NAKAI | 꼭두서니과

찾는 방법 양지바르고 메마른 풀밭이나 둑의 비탈면에 나는 여러해살이풀이다.
한자리에서 여러 대의 줄기가 곧추 서서 80cm 안팎의 높이로 자라는데 윗부분에서 약간의 가지를 친다. 마디마다 2~3cm 길이에 솔잎처럼 생긴 잎이 8~10개씩 둥글게 나는데 앞면은 짙은 녹색이고 뒷면에는 많은 털이 나 있기 때문에 희게 보인다. 잎 끝은 뾰족하고 잎 가장자리는 뒤쪽으로 약간 말리며 마디마다 털이 나 있다.
6~8월경 줄기 끝에 2.5mm 지름의 꽃이 원뿌리꼴로 모여 피며 꽃의 빛깔이 노랗기 때문에 눈에 잘 띈다.
4개의 꽃잎이 십자꼴로 배열되어 있고 그 한가운데에 4개의 수술과 1개의 암술대가 자리하고 있다. 열매는 2개씩 달린다.
간혹 흰 꽃을 피우는 것도 있는데 이것을 흰솔나물이라 하고, 연한 황록색 꽃이 피는 것을 개솔나물이라고 하는데 솔나물과 함께 채식되고 있다.

먹는 방법 봄에 갓 자란 어린순을 꺾어 모아 나물로 먹는다. 약간 쓴맛이 나므로 데쳐서 찬물에 잠시 동안 우렸다가 조리하도록 한다. 옛날에는 흉년이 들었을 때 구황식물(救荒植物)로서 곡식과 함께 먹었다고 한다.

여름에 꽃이 피어 있는 솔나물. 어린 잎도 이와 같은 모양이다

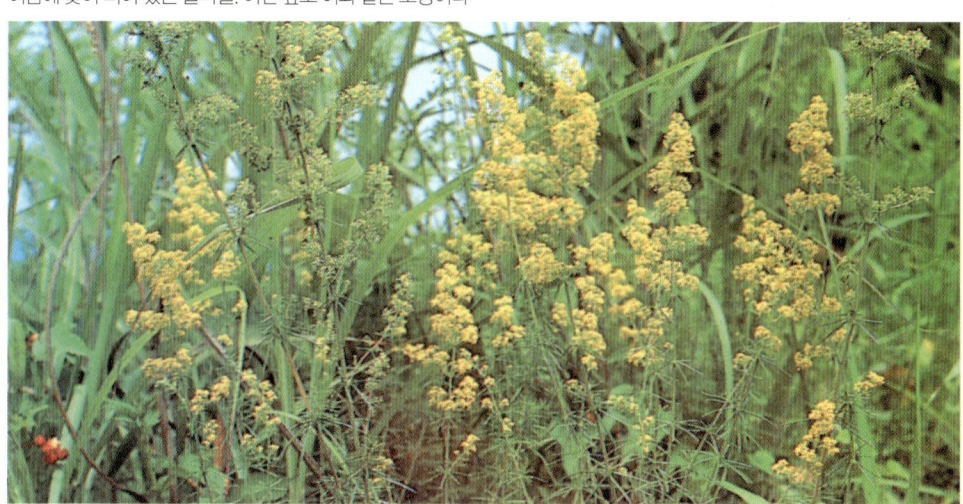

쇠무릎

Achyranthes japonica NAKAI | 비름과

찾는 방법 산록의 약간 그늘진 비탈면이나 토양 수분이 윤택한 풀밭 등에 나는 여러해살이풀로서, 붉은빛을 띤 줄기는 모가 졌으며 많은 가지를 치면서 1m에 가까운 높이로 자란다.
마디가 높게 부풀어올라 마치 소의 무릎처럼 보이기 때문에 쇠무릎이라고 부른다.
길이가 10~15cm쯤 되는 타원형의 잎이 2개씩 마주나는데 양끝이 좁고 잎 앞면에는 윤기가 흐른다. 잎 가장자리에는 톱니가 없고 잎자루는 아주 짧다.
8~9월에 줄기와 가지의 끝부분과 제일 위의 잎겨드랑이에서 긴 꽃대가 자라나 많은 꽃이 이삭 모양으로 모여 아래로부터 차례로 피어올라간다. 꽃잎은 없지만 5개의 꽃받침이 꽃잎처럼 보이며 지름이 5mm 안팎이고 빛깔은 초록빛이다. 꽃은 위를 향해서 피지만 꽃이 지고 나면 밑으로 굽어서 꽃대에 붙는다.
씨는 끝이 뾰족한 꽃받침에 둘러싸여 있고 쉽게 떨어지는 성질이 있어서 사람의 옷이나 짐승의 털에 붙어 운반된다.

먹는 방법 봄에 어린순을 나물로 하거나 국에 넣어 먹는데 맛이 담백하고 부드러워 산나물 중에서는 상품에 속한다. 약간 쓴맛이 나므로 데친 다음 잠시 우렸다가 조리하도록 한다.

01 봄에 자란 쇠무릎의 어린순
02 8~9월에 이삭 모양으로 꽃이 핀 쇠무릎

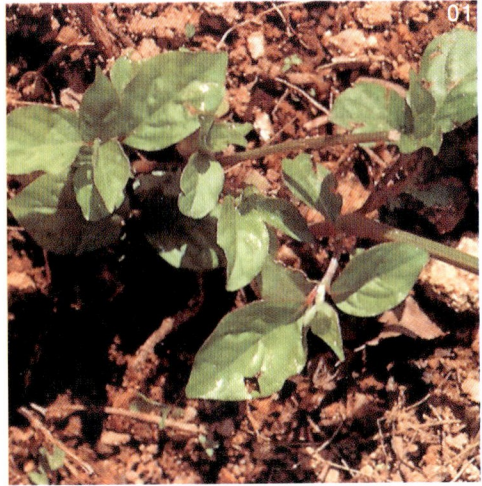
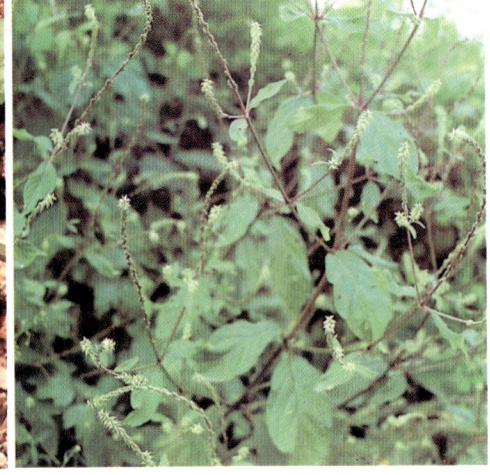

쇠별꽃 콩버무리

Stellaria aquatica SCOP | 석죽과

찾는 방법 들판이나 밭 가장자리 또는 냇가 등 양지바르고 다소 습한 땅에 많이 모여나는 두해살이풀이다. 그러나 따뜻한 지역에서는 여러해살이풀로 변하는 경우도 있다.

줄기의 밑부분은 옆으로 누워 자라나고 윗부분은 비스듬히 서고 많은 가지를 쳐서 20~40cm의 높이로 성장한다. 전체적으로 털이 없으나 줄기와 가지의 끝부분에는 약간 생겨난다.

계란형의 잎이 마주나며 밑쪽에 나는 잎에는 긴 잎자루가 있으나 위로 올라갈수록 짧아지다가 마침내는 잎의 밑동이 줄기를 감싸게 된다. 잎의 길이는 1~5cm이고 가장자리는 밋밋하며 끝이 뾰족하고 앞면의 잎맥이 쑥 들어가 있다.

꽃은 5~6월 가지 끝에서 서너 송이씩 피는데 작고 희며, 그 밑의 잎겨드랑이에도 한 송이의 꽃이 핀다. 꽃의 지름은 8mm 안팎이고 꽃잎과 꽃받침은 5개이며 꽃의 모양은 별꽃과 흡사하다. 꽃자루에는 잔털이 나 있고 꽃이 지면 밑으로 굽는다.

먹는 방법 맛이 담백하고 부드럽기 때문에 꽃이 피기 전까지 어린순을 나물로 하거나 국에 넣어 먹는다. 쓴맛이 전혀 없으므로 소금으로 가볍게 절여서 생채로 해 먹기도 한다.

5~6월에 핀 쇠별꽃. 어린 잎도 이와 비슷하다

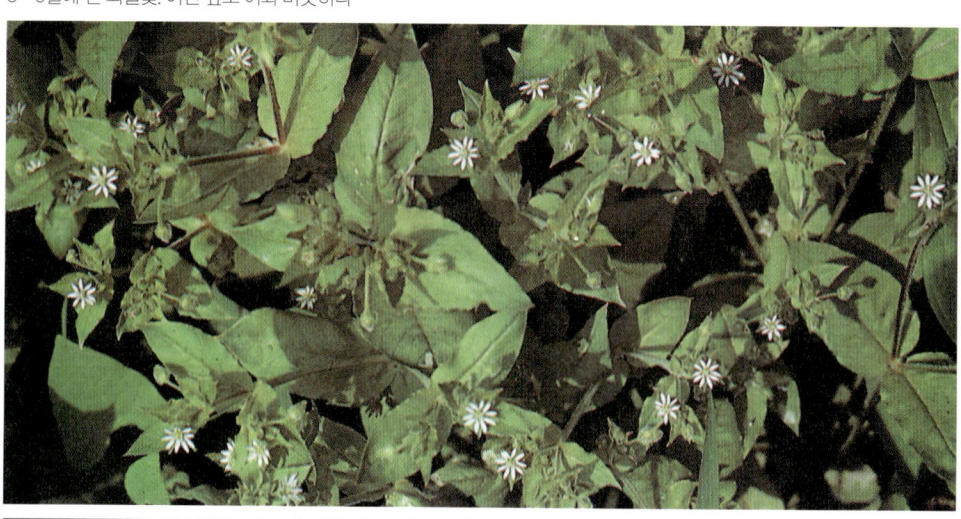

쇠비름

Portulaca oleracea L | 쇠비름과

찾는 방법 양지바른 뜰이나 밭, 길가 등에 흔히 나는 한해살이풀이다. 물기가 많고 연한 붉은빛을 띤 줄기는 밑동에서 여러 갈래로 비스듬히 퍼지며 30cm에 가까운 길이로 자란다. 흰 뿌리는 손으로 훑으면 붉은빛으로 변하므로 아이들이 이것을 가지고 놀기도 한다.
잎은 두텁게 살찐 콩조각 모양으로 생겨서 어긋나거나 또는 마주나는데 가지의 끝에서는 여러 장이 둥글게 난다. 잎의 길이는 15~20mm 정도이고 끝이 둥글며 밑부분은 좁아져서 짧은 잎자루가 된다. 잎 가장자리에는 톱니가 없고 밋밋하다.
가지 끝에 뭉친 잎 한가운데에 작은 노란 꽃이 6월부터 가을까지 수시로 핀다. 5개의 꽃잎은 햇빛이 닿아야만 펼쳐지고 흐린 날이나 밤에는 오므라든다.
꽃이 핀 뒤 타원형의 열매를 맺는데 채송화와 같은 종인 풀이기 때문에 익으면 채송화의 열매처럼 중앙부가 옆으로 갈라지면서 많은 씨가 쏟아진다.

먹는 방법 봄부터 초여름까지 수시로 순을 따서 나물로 해 먹는다. 쓴맛이 없으므로 상추와 함께 샐러드에 쓰거나 생채로 무쳐 먹기도 하다. 또한 데쳐서 말려두었다가 겨울에 먹기도 한다.

6월부터 가을까지 수시로 꽃피는 쇠비름. 어린 잎도 이와 같은 모양이다

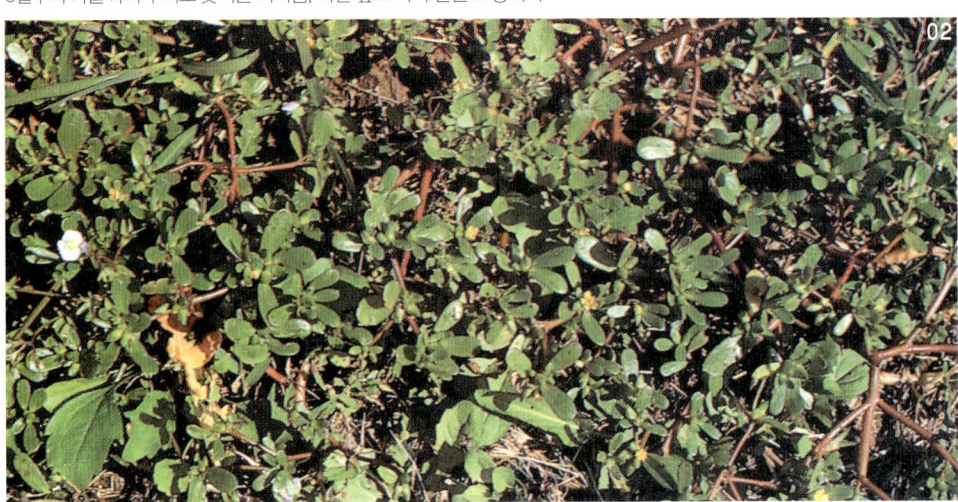

수리취 개취

Synurus palmatopinnatifidus var. indivisus KITAM | 국화과

찾는 방법 낮은 산의 양지바른 풀밭이나 밝은 숲 속에 나는 여러해살이풀이다. 줄기는 곧추 서서 1m 안팎의 높이로 자라며 세로 방향으로 여러 개의 줄이 나 있고 윗부분에서 약간의 가지를 친다. 줄기를 비롯하여 온몸에 흰 털이 나 있다.

뿌리에서 자란 잎은 꽃이 필 무렵이 되면 말라 죽는다. 줄기에 나는 잎은 어긋나는데 밑부분에 나는 것은 세모꼴에 가까운 계란형으로 밑동이 하트 모양으로 패여져 있다.

잎의 길이는 10~20cm 정도이고 앞면에 꼬불꼬불한 털이 있으며 뒷면에는 흰솜털이 밀생한다. 가장자리에는 결각과 같은 톱니가 있고 긴 잎자루에는 좁은 날개가 붙어 있다. 윗부분의 잎은 점차 작아지고 잎자루도 짧아진다.

9~10월경 줄기와 가지 끝에 보랏빛을 띤 갈색 꽃받침에 둘러싸인 꽃이 한 송이씩 핀다. 둥글게 뭉친 꽃받침의 지름은 4~5cm이고 그 속에 꽃잎이 없는 보랏빛 꽃이 뭉쳐 있어서 끝만 밖으로 노출된다.

먹는 방법 5~6월에 큰수리취와 함께 한창 자라나는 어린순을 꺾어다가 가볍게 데쳐서 나물로 먹는다 채친 오이와 섞어 양념장으로 무쳐 먹어도 좋다. 어린 잎은 떡에 넣기도 한다.

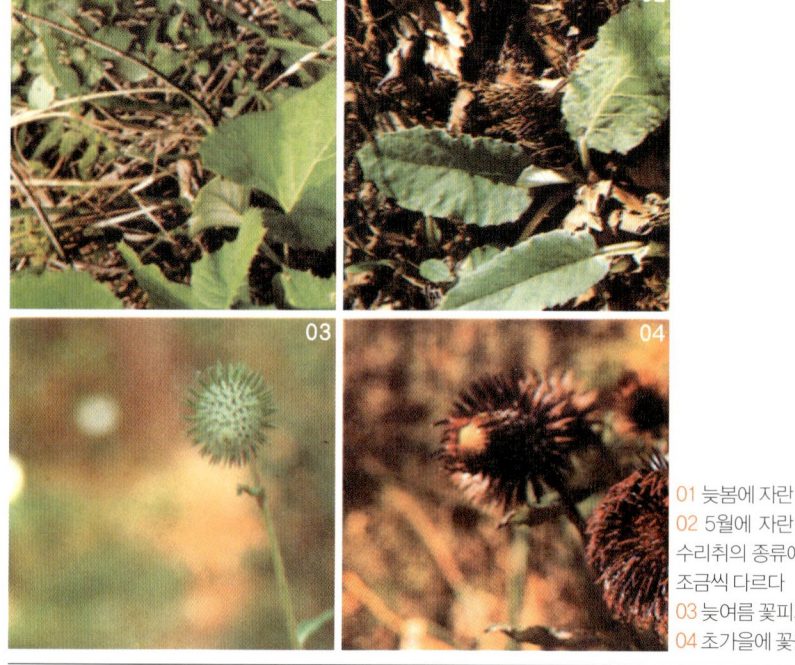

01 늦봄에 자란 수리취의 어린 잎
02 5월에 자란 큰수리취의 어린 잎. 수리취의 종류에 따라 새순의 모양이 조금씩 다르다
03 늦여름 꽃피기 직전의 수리취
04 초가을에 꽃을 피운 큰수리취

싱아 승애

Pleuropteropyrum polymorphum NAKAI | 여뀌과

찾는 방법 산록의 양지바른 빈터에 나는 키가 큰 여러해살이풀로서 줄기는 곧추 서서 여러 개의 가지를 치면서 1m 안팎의 높이로 자란다.

긴 타원형 또는 피침형의 잎이 마디마다 어긋나며 잎의 양끝은 뾰족하다. 중간 부위에 나는 잎은 12~15cm의 길이에 너비는 4~5cm쯤 되며 위로 올라가면서 점차적으로 작아진다.

잎자루는 매우 짧으며 잎 가장자리에는 털처럼 생긴 아주 미세한 톱니가 규칙적으로 나 있다. 잎겨드랑이에는 칼집처럼 생긴 받침잎이 붙어 있으며 털과 맥이 있고 곧 갈라지는데 종이처럼 얇다.

6~8월에 가지 끝과 그에 가까운 잎겨드랑이에서 꽃대가 자라나 작고 흰 꽃이 이삭 모양으로 뭉쳐 피며 꽃대는 꽃의 무게 때문에 약간 처진다. 꽃은 한자리에 송이씩 뭉쳐나는데 길이가 3mm에 꽃잎은 없고, 흰빛에 가까운 초록빛에 5갈래로 갈라진 꽃받침이 있다.

먹는 방법 약간 신맛이 나며 씹히는 느낌이 좋아 봄에 어린순을 끓는 물에 가볍게 데쳐 나물로 먹는다. 또한 연한 순과 줄기를 생채로 해먹으며 아이들이 심심풀이로 연한 줄기를 꺾어 그대로 먹기도 한다.

01 성숙하게 자란 싱아의 밑동 모습. 어린 잎도 이와 비슷하다
02 여름에 꽃을 피운 싱아의 모습

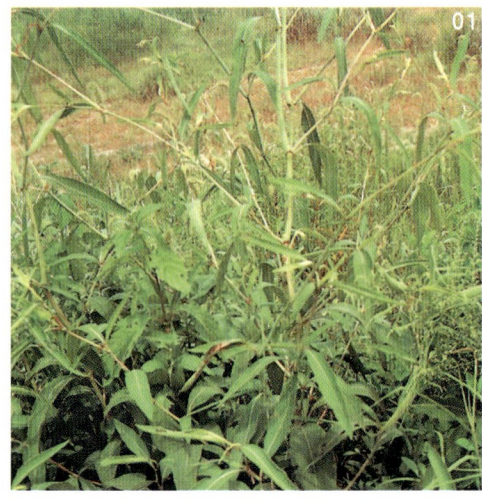
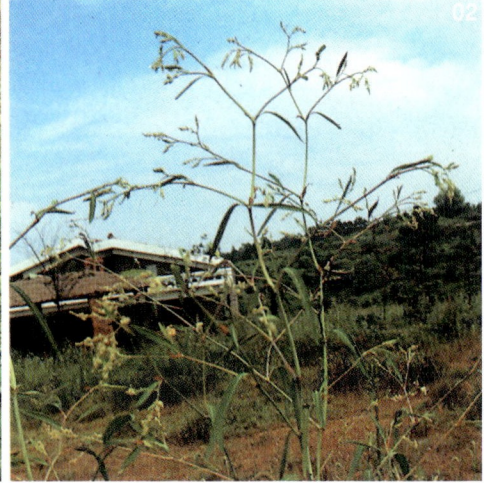

싸리냉이 수화채

Cardamine impatiens var. typica SCHVLTZ | 배추과

찾는 방법 풀산지의 음습한자리에 나는 두해살이풀이다. 50cm 정도의 높이로 자라지만 때로는 더 길게 자란 것도 볼 수 있다.
줄기는 곧추 자라며 윗부분에서 가지가 갈라져 다소 꾸불꾸불해지곤 하며 털이 약간 나 있다.
뿌리에서 자란 잎은 10cm 안팎의 길이에 깃털 모양으로 완전히 갈라지는데 갈라진 조각은 5~11개이고, 갈라진 조각마다 가장자리가 2~3개의 무딘 톱니모양으로 갈라져 있다. 줄기에서 돋아나는 잎은 어긋나며 뿌리로부터 자란 잎처럼 생겼는데 위로 올라갈수록 점점 작아진다.
5~6월에 줄기와 가지의 끝에 작은 흰 꽃이 냉이꽃처럼 모여 아래로부터 차례로 피어 올라간다. 꽃은 4개의 긴 타원형의 꽃잎이 십자형으로 배열되며 꽃의 지름은 7mm 안팎이다. 꽃의 한가운데에는 수술 4개와 암술 1개가 있다.
꽃이 지고 난 뒤에는 2~3cm의 길이를 가진 꼬투리가 생긴다.

먹는 방법 이른봄에 줄기가 자라나기 전인 어린 싹을 뿌리째 캐서 끓는 물에 가볍게 데쳐 무쳐 먹거나 국에 넣는다. 어린 잎과 줄기를 생으로 잘게 썰어 국에 띄워 먹기도 한다.

5~6월에 꽃이 피어 있는 싸리냉이. 어린 잎도 이와 같은 모양이다

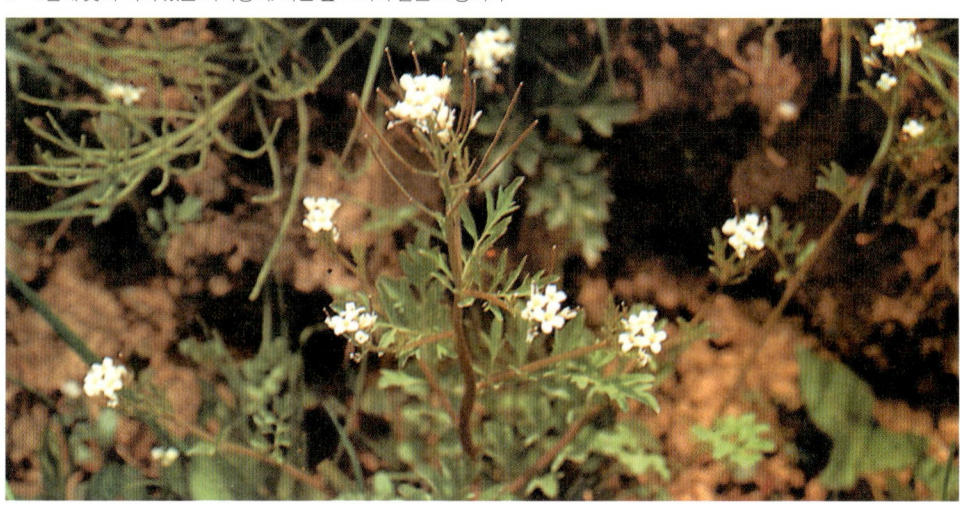

쑥 약쑥

Artemisia princeps var. orientalis HARA | 국화과

찾는 방법   들판의 양지바른 풀밭에 나는 여러해살이풀이다.
여러 개의 줄이 서 있는 줄기는 곧추 서서 가지를 치면서 1m 안팎의 높이로 자라며 온몸이 거미줄과 같은 털로 덮여 있다. 굵은 뿌리줄기가 옆으로 뻗으면서 군데군데에서 싹이 자라나 한자리에 많은 줄기가 선다.
뿌리에서 자란 잎과 줄기의 밑부분에 달린 잎은 일찍 말라 죽는다. 잎은 타원형으로 줄기에서 어긋나며 깃털 모양으로 깊게 갈라진다. 잎의 길이는 6~12cm이고 갈라진 조각은 2~4쌍이다.
갈라진 조각의 생김새는 타원형에 가까운 피침형이고 뒷면에는 흰털이 밀생해 있다. 잎 가장자리는 밋밋하거나 약간의 결각 모양의 톱니가 있다. 잎은 위로 올라갈수록 작아지다가 3개로 갈라진다.
7~9월에 줄기와 가지의 끝에서 꽃대가 자라나 연한 주홍색을 띤 작은 꽃이 많이 모여 원뿌리꼴을 이룬다. 꽃의 크기는 2.5~3.5cm이고 꽃잎이 없다.

먹는 방법   어린순을 떡에 넣어 쑥떡으로 해서 먹거나 된장국의 국거리로 쓰기도 하며 때로는 나물로 무쳐 먹기도 한다. 쓴맛이 있으므로 데쳐서 물을 갈아가면서 잘 우려낸 다음 조리한다.

01 쑥의 어린 잎
02 무리를 지어 자라고 있는 쑥의 모습. 꽃이 피기 이전이다

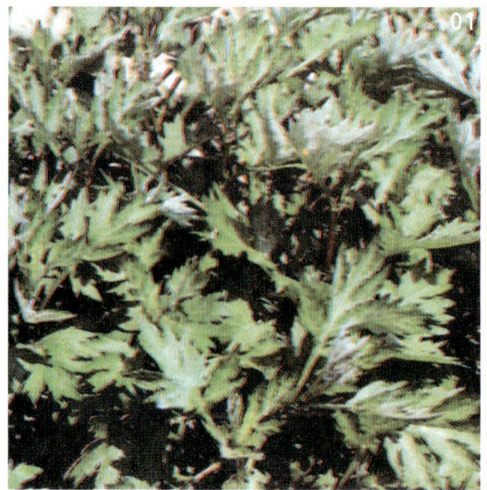
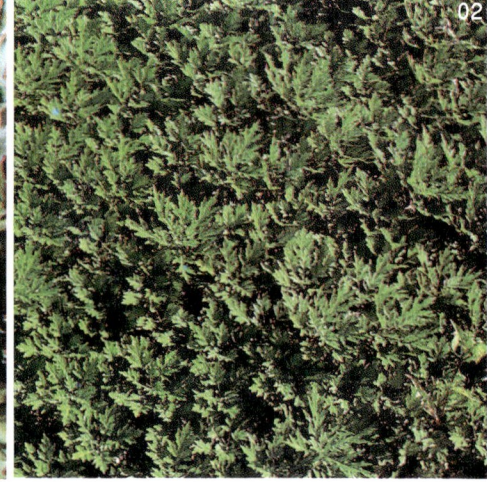

쑥부쟁이 남쑥부쟁이

Aster yomena HONDA | 국화과

찾는 방법　산기슭과 들판의 양지바른 풀밭에 나는 여러해살이풀로 다소 습기가 있는 곳에 자란다. 뿌리줄기가 옆으로 길게 뻗어나 번식되는데 처음 싹이 나올 무렵에는 붉은빛이 강하지만 자라면서 녹색 바탕에 자줏빛이 감돈다. 줄기는 곧추 서서 약간의 가지를 치면서 60cm 안팎의 높이로 자란다.
잎은 길쭉한 타원형에 가까운 피침형으로 마디마다 어긋나게 자란다. 잎의 길이는 5~8cm 정도로 앞면이 평활하고 가장자리에는 약간 굵은 톱니가 있다. 줄기 아래쪽에 자리한 잎은 짧은 잎자루가 있으나 위쪽에 나는 잎은 잎자루가 없으며 가장자리도 밋밋해진다.
7~10월에 줄기와 가지의 끝에 지름이 3cm쯤 되는 연한 자줏빛 꽃이 한 송이씩 핀다.
꽃이 핀 뒤 홀쭉하게 생긴 씨를 많이 맺는데 끝에 짤막한 갈색 털이 달려 있다.
가까운 종류로 까실쑥부쟁이, 개쑥부쟁이, 가새쑥부쟁이, 버드쟁이나물 등이 있으며 쑥부쟁이와 함께 산나물로 먹는다.

먹는 방법　어린 싹을 나물이나 국거리로 해서 먹는다. 기름으로 볶아 간을 하거나 쌀과 섞어 나물밥을 지어 먹기도 한다. 떫지 않고 담백한 맛이 있어서 먹을 만한 산나물로 친다.

01 봄에 자란 쑥부쟁이의 어린 잎
02 7~10월 사이에 꽃이 피는 쑥부쟁이

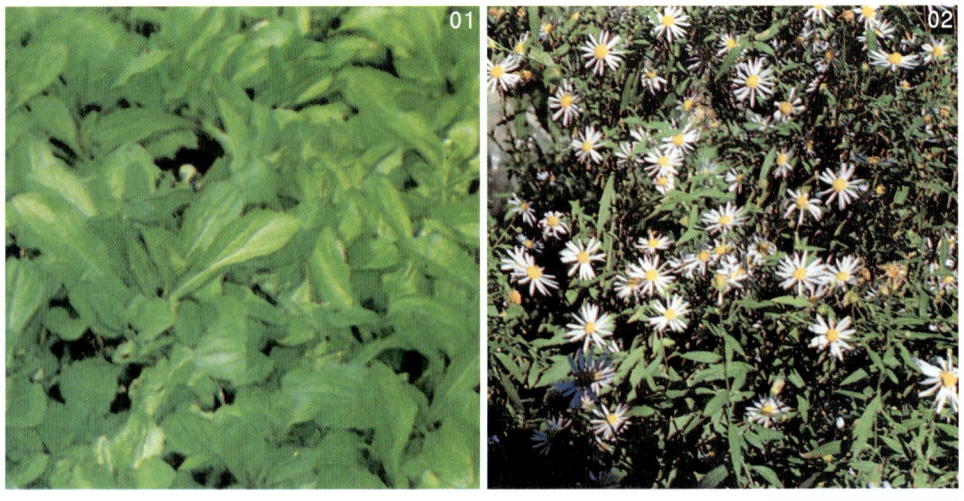

씀바귀 쓴귀물·싸랑부리

Ixeris dentata NAKAI | 국화과

찾는 방법 산기슭과 들판의 양지바른 풀밭에 나는 여러해살이풀로 다소 습기가 있는 곳에 자란다. 뿌리줄기가 옆으로 길게 뻗어나 번식되는데 처음 싹이 나올 무렵에는 붉은빛이 강하지만 자라면서 녹색 바탕에 자줏빛이 감돈다. 줄기는 곧추 서서 약간의 가지를 치면서 60cm 안팎의 높이로 자란다.
잎은 길쭉한 타원형에 가까운 피침형으로 마디마다 어긋나게 자란다. 잎의 길이는 5~8cm 정도로 앞면이 평활하고 가장자리에는 약간 굵은 톱니가 있다. 줄기 아래쪽에 자리한 잎은 짧은 잎자루가 있으나 위쪽에 나는 잎은 잎자루가 없으며 가장자리도 밋밋해진다.
7~10월에 줄기와 가지의 끝에 지름이 3cm쯤 되는 연한 자줏빛 꽃이 한 송이씩 핀다.
꽃이 핀 뒤 홀쭉한 생김새의 씨를 많이 맺는데 끝에 짤막한 갈색 털이 달려 있다.
가까운 종류로 까실쑥부쟁이, 개쑥부쟁이, 가새쑥부쟁이, 버드쟁이나물 등이 있으며 쑥부쟁이와 함께 산나물로 먹는다.

먹는 방법 이른봄에 뿌리줄기를 캐어서 나물로 무쳐 먹거나 또는 지짐이에 넣어 먹으며 어린 잎도 나물로 해서 먹는다. 쓴맛이 강하므로 데쳐서 찬물에 오랫동안 우려내어 조리를 해야 한다.

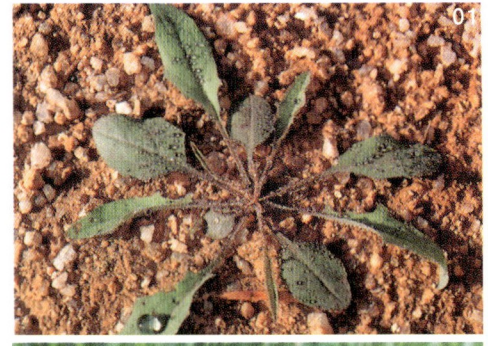

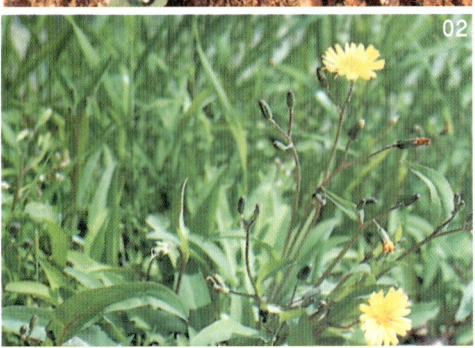

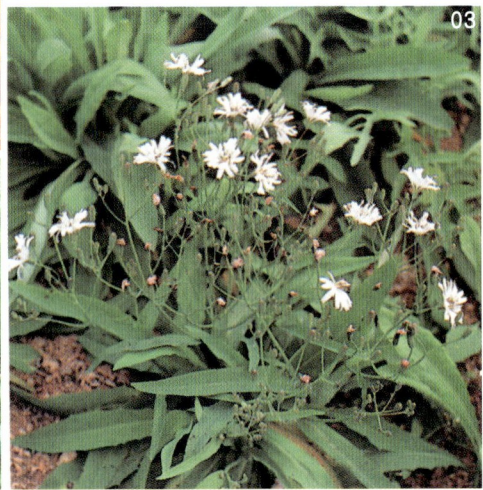

01 봄에 자란 씀바귀의 어린순
02 5~7월에 꽃이 핀 씀바귀
03 여름에 꽃이 핀 흰씀바귀

애기나리

Disporum smilacinum var. album MAX | 백합과

찾는 방법 산지의 숲속 그늘진 곳에서 많은 개체가 모여나는 여러해살이풀이다. 땅속줄기가 옆으로 뻗으며 빠른 속도로 번식되어 나간다.

줄기는 30cm 안팎의 높이로 자라고 윗부분이 휘어지며 보통 가지를 치지 않으나 때로는 두 갈래로 갈라지기도 한다. 줄기의 밑동은 3~4매의 칼집과 같은 생김새의 잎에 둘러싸여 있다.

잎은 4~7cm 길이의 계란형에 가까운 타원형으로 마디마다 어긋난다. 잎 끝은 뾰족하고 밑동은 둥글며 잎자루가 없고 가장자리는 밋밋하다. 잎 앞면은 윤채가 나고 대나무잎처럼 잎맥이 고르게 배열되어 있다.

4~5월경 줄기 끝에 한두 송이의 작고 흰 꽃이 핀다. 꽃은 밑을 향해 달리며 6개의 꽃잎이 비스듬히 퍼지기 때문에 지름은 1.5cm 정도밖에 되지 않는다.

꽃이 핀 뒤 지름이 7mm쯤 되는 둥근 열매를 맺는데 열매가 익으면 검게 물든다. 두세 개의 가지를 치는 큰애기나리도 함께 산나물로 먹는다.

먹는 방법 봄철에 갓 자라나는 어린 싹을 가볍게 데쳐서 나물로 먹는다. 맛이 순하고 부드러워서 먹을 만한 산나물로 손꼽힌다. 큰애기나리도 나물감으로 훌륭하다.

4~5월에 꽃이 핀 애기나리. 어린 잎도 이와 같다

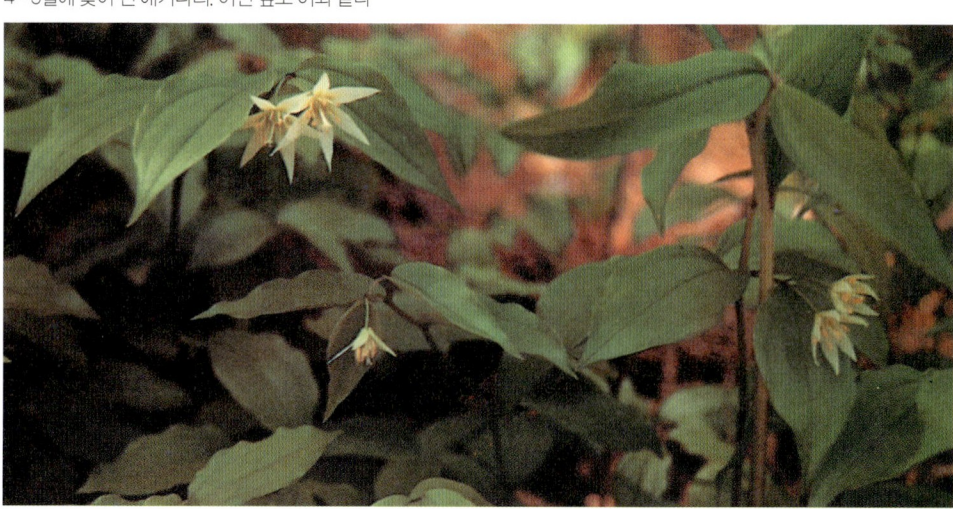

약모밀 십자풀

Houttuynia cordata THVNB | 삼백초과

찾는 방법   남부의 따뜻한 지방에 분포하는 여러해살이풀인데 중부지방에서 자라기도 한다. 산속의 음습한 나무 그늘에 군락을 이루며 뿌리줄기를 길게 뻗어 잘 번식한다. 줄기는 잎과 더불어 털이 없으며 곧추 서서 20~50cm의 높이로 자라는데 몇 개의 세로줄이 있다.
긴 잎자루가 있는 잎은 어긋나며 길이가 3~8cm 정도에 생김새는 넓은 계란형에 가까운 하트 모양이다. 잎 앞면은 연한 녹색이고 평행상태로 배열된 다섯 줄의 잎맥이 뚜렷하다. 잎 가장자리는 톱니가 없고 밋밋하면서 큰 물결처럼 약간의 주름이 잡혀 있다.
꽃은 6월경에 피고 줄기 끝에서 나온 짧은 꽃줄기 끝에 여러 송이가 달린다. 흰 꽃잎과 같은 4개의 받침잎이 십자형으로 배열되어 있는 한가운데에 길이가 1~3cm쯤 되는 노란 막대기와 같은 것이 서 있는데, 이 막대를 꽃차례라 한다. 이 꽃차례 부분에 많은 수술과 암술이 뭉쳐 꽃을 이루며 꽃잎과 꽃받침은 없다.

먹는 방법   연한 잎과 땅속줄기를 먹는다. 특수한 냄새가 나므로 데쳐서 우려낸 다음 나물로 하거나 기름으로 볶아 먹는다. 날것을 튀김으로 하면 냄새가 없어지고 맛도 좋다.

6월 중에 꽃이 피어 군생하고 있는 약모밀. 어린 잎의 모양도 이와 비슷하다

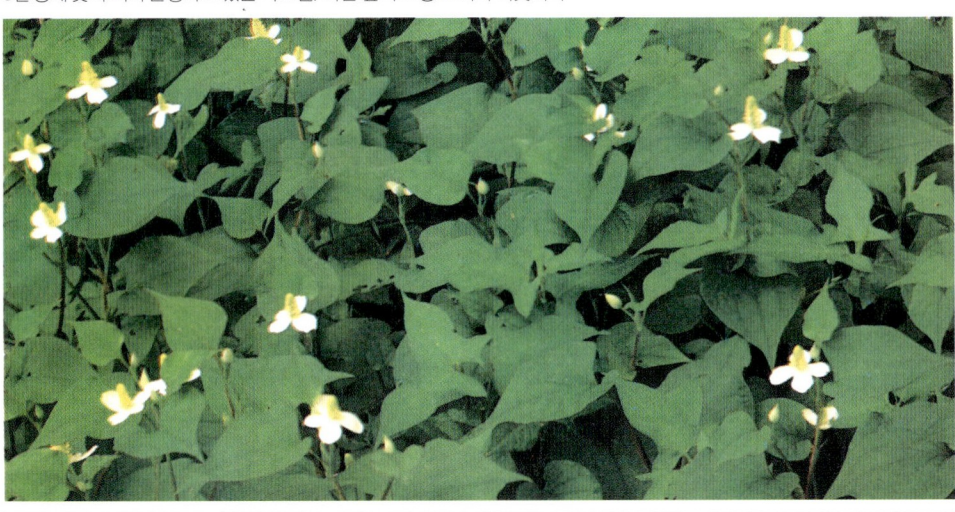

양지꽃

Potentilla fragarioides var. sprengeliana MAX | 장미과

찾는 방법　산록지대와 들판의 양지바른 풀밭에서 나는 여러해살이풀로 전체에 긴 털이 있으며 30~40cm의 높이로 자란다.

뿌리에서 여러 개의 잎이 자라나 사방으로 비스듬히 퍼지는데 긴 잎자루에 3~13개의 작은잎이 붙어 깃털꼴을 이룬다.

잎 끝에 달린 3개의 잎조각은 크기가 비슷하고 밑부분에 달린 잎조각은 밑으로 내려갈수록 크기가 작아진다. 잎조각의 생김새는 계란형 또는 타원형으로서 길이가 1.5~4cm 정도이다. 잎조각은 양끝이 좁고 양면에 털이 나 있는데 특히 잎맥 위에 털이 많이 나 있다. 가장자리에는 비교적 고른 생김새의 톱니가 있으며 잎겨드랑이에는 타원형의 받침잎이 붙어 있다.

꽃은 4~6월 경에 노란색으로 피며, 옆으로 처진 줄기 끝에 여러 송이가 차례로 핀다. 끝이 약간 패인 꽃잎 5개가 달린 꽃은 가락지나물의 꽃과 비슷하고 많은 수술과 암술을 가지고 있다.

먹는 방법　다른 풀보다 일찍 싹트는 편이라 이른봄의 나물감이나 국거리로 즐겨 사용한다. 세잎양지꽃도 함께 채집되며 담백하고 쓴맛이 없으므로 가볍게 데쳐 그대로 조리한다.

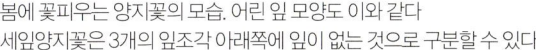

봄에 꽃피우는 양지꽃의 모습. 어린 잎 모양도 이와 같다
세잎양지꽃은 3개의 잎조각 아래쪽에 잎이 없는 것으로 구분할 수 있다

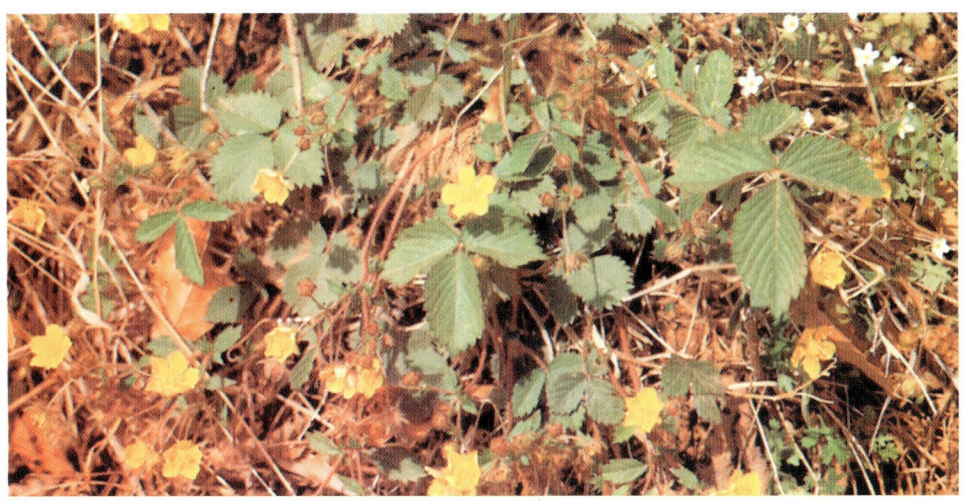

엉겅퀴

Cirsium maackii MAX | 장미과

찾는 방법   들판이나 산록의 비탈진 양지바른 풀밭에 나는 여러해살이풀로서 온몸에 흰털과 거미줄 같은 털이 나 있다.

줄기는 곧추 서서 가지를 쳐가면서 1m 안팎의 높이로 자란다.

이른봄에 뿌리에서 자라나는 잎은 둥글게 뭉쳐 땅거죽을 덮으며 꽃필 때까지 남아 있다. 피침형에 가까운 길쭉한 타원형의 잎은 15~30cm의 길이에 6~7쌍의 깃털꼴로 갈라지며 양면에 털이 많다. 가장자리에는 결각과 같은 생김새의 톱니와 함께 예리한 가시가 있다.

줄기에 나는 잎도 뿌리에서 자란 잎과 같은 모양으로 어긋나는데 위로 올라가면서 점차 작아진다. 잎자루는 없고 잎의 밑동이 바로 줄기를 감싼다.

꽃은 6~8월 무렵에 줄기와 가지 끝에 두세 송이가 붉은빛을 띤 보랏빛으로 피며, 지름이 3~4cm에 꽃잎은 없고 수술과 암술만 있다.

먹는 방법   어린 잎을 데쳐서 나물 또는 국거리로 한다. 맛이 좋은 편이며 특히 국거리로 즐겨 먹는다. 연한 줄기는 생으로 껍질을 벗겨 된장이나 고추장에 박아 장아찌를 만든다. 지느러미엉겅퀴와 큰엉겅퀴도 함께 먹는다.

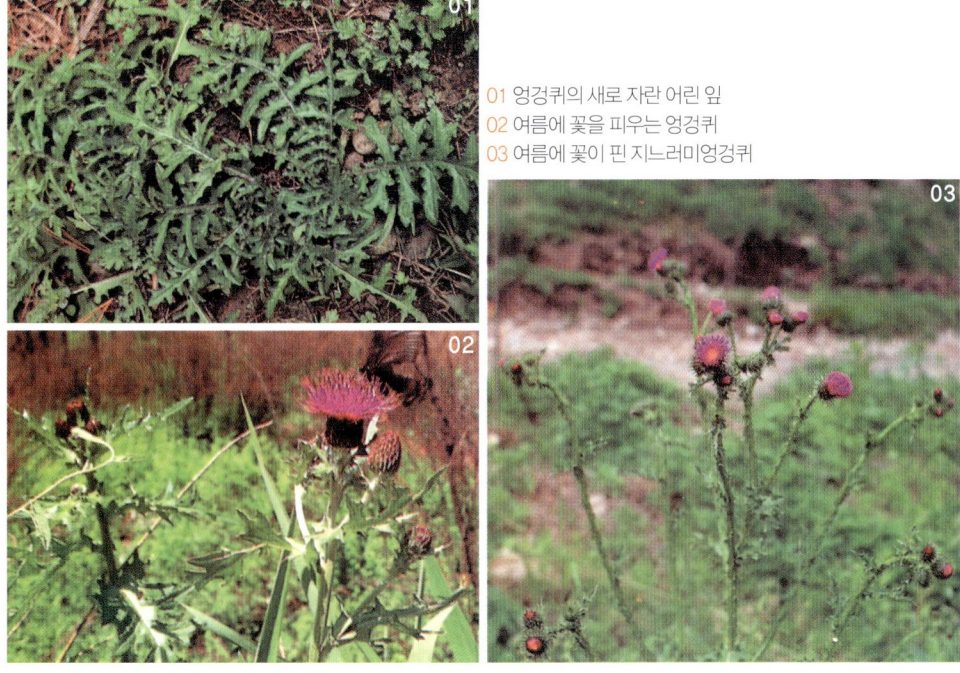

01 엉겅퀴의 새로 자란 어린 잎
02 여름에 꽃을 피우는 엉겅퀴
03 여름에 꽃이 핀 지느러미엉겅퀴

오갈피나무

Acanthopanax sessiliflorum SEEM | 오갈피나무과

찾는 방법 산의 골짜기에 가까운 숲 가장자리에 나는 키 작은 낙엽활엽수이다. 지표에서 줄기가 여러 갈래로 갈라지면서 3~4m의 높이로 자란다. 잔가지는 회갈색이고 지름이 3~4m로 털이 없다.

잎은 3~5개의 작은잎이 손바닥 모양으로 모여 있으며 마디마다 어긋난다. 잎조각의 생김새는 계란형 또는 계란형에 가까운 타원형으로 6~15cm 길이이고 잎 가장자리에는 작은 이중톱니가 규칙적으로 나 있다.

잎 앞면은 녹색이고 털이 없으나 뒷면 잎맥 위에는 잔털이 있고 빛깔은 연한 녹색이다. 잎자루의 길이는 3~6cm이다.

8~9월경이 되면 잔가지 끝에서 여러 개의 꽃대가 자라나 자줏빛 작은 꽃이 공처럼 둥글게 뭉쳐 핀다. 세모꼴인 꽃받침의 겉에는 잔털이 밀생해 있고 5개의 꽃잎은 타원형이다. 꽃이 핀 뒤 지름이 3~4mm쯤 되는 길쭉한 열매가 둥글게 뭉쳐 달린다.

먹는 방법 연한 순을 나물 또는 생채로 먹으며 맛이 좋다. 또한 순을 잘게 썰어 쌀과 섞어서 오가반(五加飯)을 지어 먹기도 하는데, 말린 수피(껍질)를 소주에 넣어 빚은 오갈피주(五加皮酒)는 강정, 강장, 피로 회복 등의 효과가 있다.

01 꽃피기 전의 오갈피나무. 어린 잎의 모양도 이와 같다
02 늦가을에 익은 오갈피나무의 열매

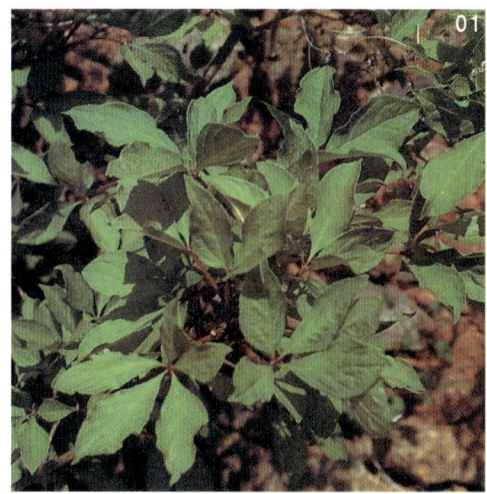
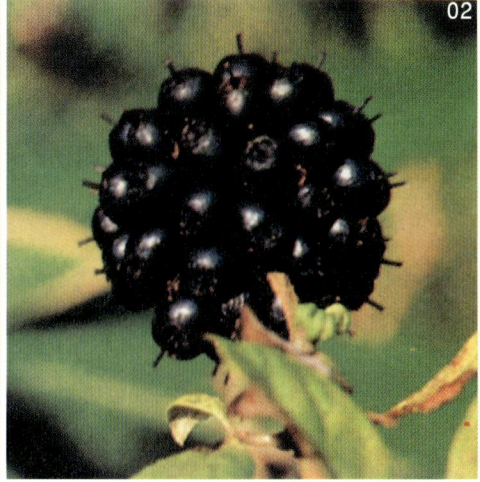

옹굿나물 옷굿나물

Aster fastigiatus FISCH | 국화과

찾는 방법 비탈이나 냇가 주위에 있는 풀밭에서 나는 여러해살이풀이다.
줄기는 곧추 서서 60cm 안팎의 높이로 자라고 윗부분에서 약간의 가지를 치며 전체에 털이 나 있다.
봄에 뿌리에서 자라나는 잎은 5~12cm 정도 길이에 줄꼴에 가까운 피침형으로 밑동이 좁아지면서 잎자루로 변한다. 잎 뒷면은 흰빛이 돌고 잔털이 밀착되어 있다. 잎 가장자리에는 작은 톱니가 드문드문 있고 흔히 뒤로 말리며 위 가장자리에 짧은 털이 난다.
줄기에 나는 잎은 어긋나며 생김새는 뿌리로부터 자라나는 잎과 같거나 또는 줄꼴인데 위로 올라가면서 점차 작아진다. 잎 뒷면에는 잔털이 누운 상태로 밀생해 있다.
8~10월경이 되면 줄기와 가지의 끝에 지름이 7~9mm쯤 되는 흰 꽃이 우산 모양으로 많이 모여 핀다. 꽃의 가장자리에 흰 꽃잎이 둥글게 한 줄로 배열되어 있고 중심부는 노랗다.

먹는 방법 어린 싹을 나물로 하거나 국에 넣어 먹는다. 떫고 쓴맛이 나므로 데친 뒤 반나절가량 찬물로 우려내고 조리를 해야 한다. 고장에 따라서는 데쳐서 우려낸 것을 잘게 썰어 쌀과 섞어서 나물밥을 지어 먹기도 한다.

여름에 꽃을 피우고 있는 옹굿나물

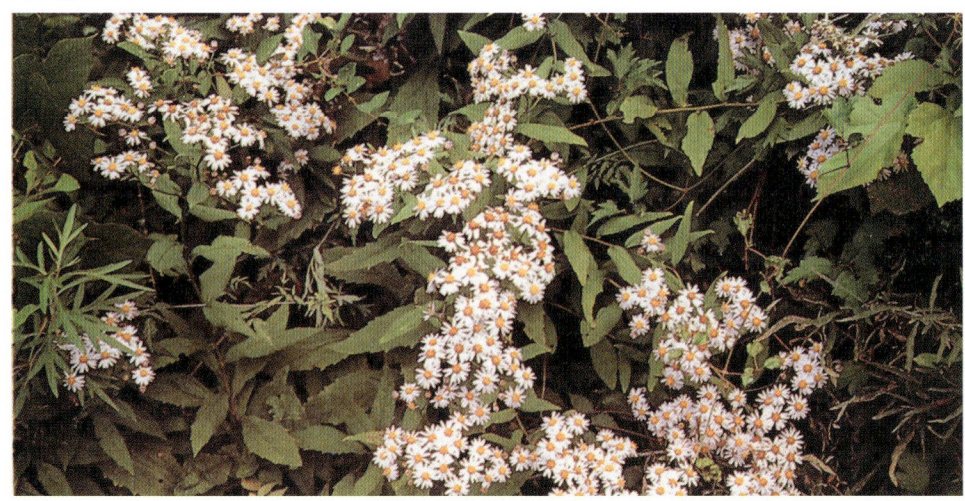

왕고들빼기

Lactuca indica var. laciniata HARA | 국화과

찾는 방법 산이나 들판의 풀밭에 흔히 나는 한해살이 또는 두해살이풀로서, 줄기는 1.5~2m 높이로 곧게 자라며 윗부분에서 가지가 갈라진다.

뿌리에서 자라나는 잎은 깃털 모양으로 거칠고 깊게 갈라져 있으며 길이는 20~25cm쯤 되는데 꽃이 필 무렵에는 말라 없어진다. 줄기에 나는 잎은 어긋나며 생김새는 결각상으로 찢어지거나 또는 깃털 모양으로 갈라지고 끝부분은 아래쪽을 향하여 꼬부라진다. 갈라진 조각의 끝은 모두 뾰족하며 뒷면은 흰 가루를 쓰고 있는 듯이 보인다.

줄기에 나는 잎의 길이는 10~30cm로서 밑동이 직접 줄기에 붙어 있으며 잎자루가 없다. 잎 가장자리에는 결각과 같은 생김새의 톱니가 드문드문 나 있다.

8~10월경이 되면 줄기와 가지 끝에 지름이 2cm쯤 되는 미색 꽃이 많이 모여 피어서 원뿌리꼴의 꽃차례를 이루는데 꽃차례의 길이는 20~40cm나 된다.

먹는 방법 봄 일찍 어린 잎을 나물로 무쳐 먹거나 생채로 해서 먹는다. 약간 쓴맛이 나기는 하나 생채로 먹으면 구미를 돋우어 주는 한편 소화에도 도움이 된다. 때로는 날잎을 잘게 썰어 국에 띄워 먹기도 한다.

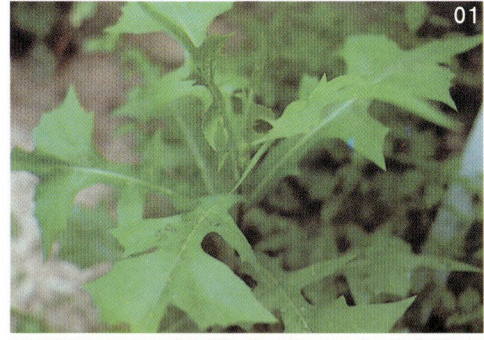
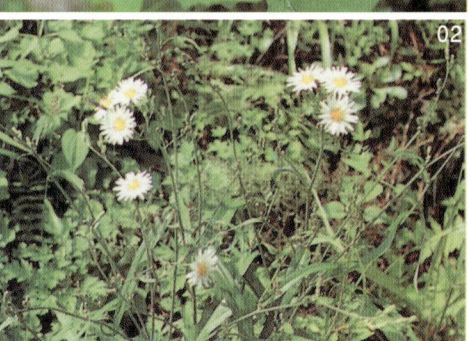
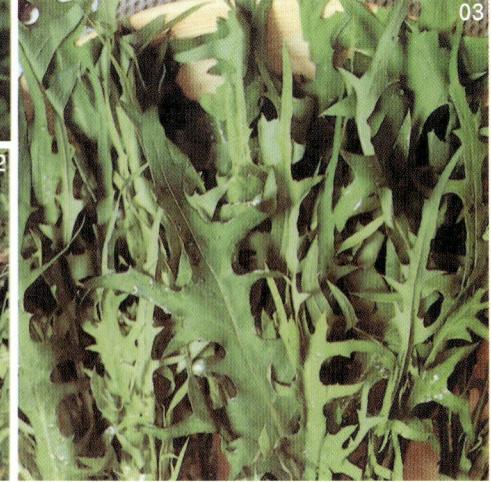

01 왕고들빼기의 어린 잎
02 여름에 꽃이 핀 왕고들빼기
03 다소 성숙한 왕고들빼기의 잎

왕원추리 겹원추리

Hemerocallis fulva var. Kwanso REGEL | 백합과

찾는 방법 관상용으로 널리 심어 가꾸고 있는 여러해살이풀로서 원산지는 중국이다. 뿌리에 방추형(紡錘形)의 덩이뿌리(塊根)가 많이 달리며 줄기는 서지 않는다.

잎은 뿌리에서 나와 2줄로 배열되어 마주나고 넓은 줄 모양이며 털이 없다. 잎은 40~60cm길이게 너비가 2.5~4cm이며 연한 초록빛의 잎 끝은 활처럼 뒤로 굽어 난초잎처럼 보이기 때문에 흔히 난초라고도 불린다. 잎 가장자리에는 톱니가 없고 밋밋하다.

8월에 잎 한가운데로부터 꽃줄기가 80~100cm의 높이로 자라나 끝이 두 갈래로 갈라져 여러 송이의 꽃이 차례로 피어오른다. 꽃의 지름은 8cm 안팎이고 꽃잎이 많으며 수술과 암술도 꽃잎으로 변해 있다. 꽃의 빛깔은 주황색이고 아침에 피었다가 저녁에는 시들어버린다.

먹는 방법 큰원추리, 각시원추리, 애기원추리, 노랑원추리 등과 함께 이른봄에 갓 자라나는 순을 나물로 하거나 국에 넣어 먹는다. 연하고 감칠맛이 나며 달기 때문에 높이 치는 산나물의 하나이다. 특히 고깃국에 넣으면 맛이 일품이다. 튀김으로 해도 맛이 대단히 좋다.

01 봄에 자란 왕원추리의 어린 잎
02 여름에 꽃이 핀 왕원추리

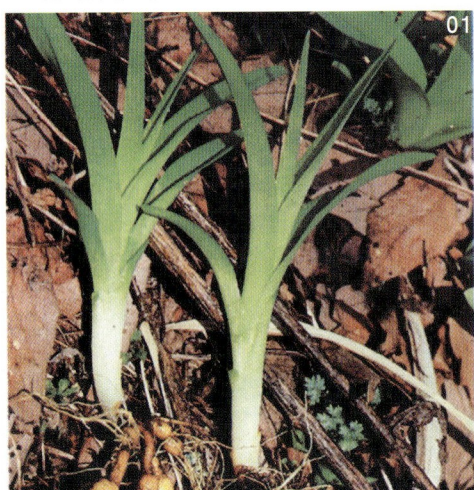
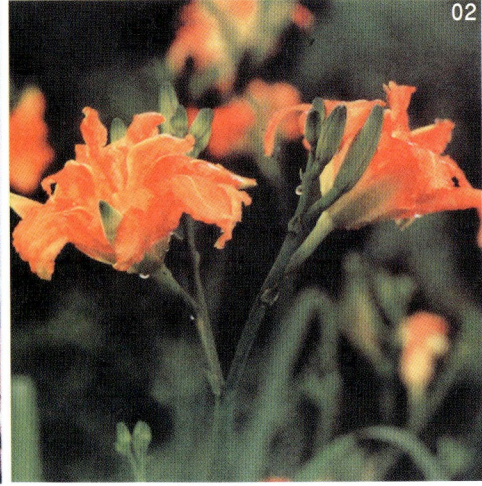

이질풀 개발초·쥐손이풀

Geranium thunbergii SIEB. et ZVCC | 쥐손이풀과

찾는 방법 산과 들판의 풀밭에서 자라나는 여러해살이풀로서 온몸에 흰 잔털이 나 있다. 줄기는 옆으로 기어가거나 또는 비스듬히 자라 50cm 정도의 길이로 자란다. 자라나는 과정에서 여러 개의 가지를 치며 길게 뻗어나가기 때문에 꽤 넓은 자리를 차지한다.

잎은 마주 달리고 긴 잎자루를 가지고 있으며 손바닥 모양으로 3~5개로 갈라진다. 잎의 크기는 3~7cm이고 양면에 흔히 흑색 무늬가 있다. 잎 앞면에는 누운 털이 약간 있고 뒷면 잎맥 위에는 비스듬히 선 곱슬털이 있다. 갈라진 작은잎은 계란형으로 끝이 무디며 얕게 3개로 갈라지는데 끝쪽에 약간 불규칙한 톱니가 있다.

8~9월에 줄기와 가지의 끝과 그에 가까운 잎겨드랑이에서 각기 하나의 꽃대가 자라나 연한 분홍빛 또는 흰빛의 꽃을 두 송이씩 피운다. 꽃의 지름은 1~1.5cm이고 꽃잎은 5개이다.

먹는 방법 보통 설사를 멎게 하는 약으로 쓰이는데, 꽃 피기 전에 연한 순을 나물로 하거나 국에 넣어 먹는다. 다소 쓴맛이 나므로 데쳐서 찬물에 한동안 우려낸 다음 조리하는 게 좋다. 쥐손이풀도 함께 먹는다.

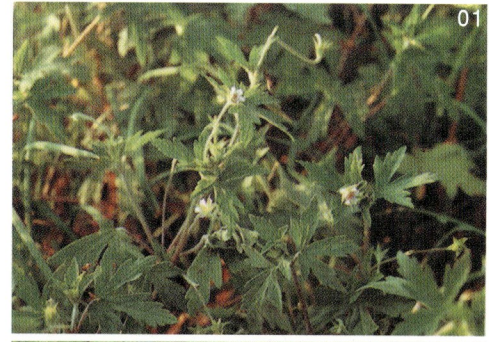
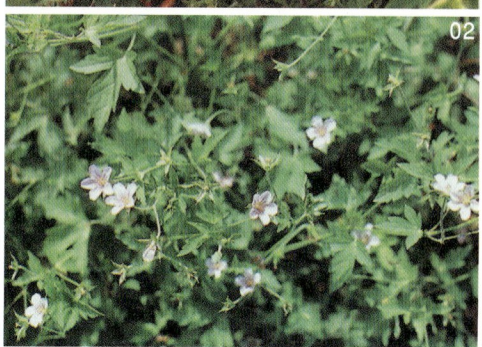
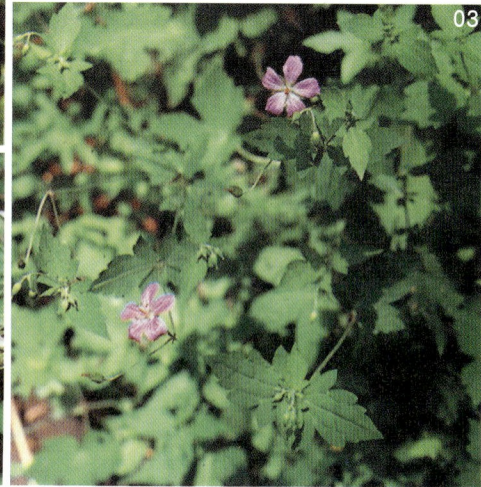

01 이질풀과 같은 종인 쥐손이풀
02 여름에 꽃이 핀 이질풀. 어린 잎도 이와 비슷하다
03 짙은 분홍빛의 꽃을 피우는 이질풀

장대나물

Turritis glabra L | 배추과

찾는 방법 낮은 산이나 들판의 양지바른 풀밭에서 흔히 자라며 또는 밭 가장자리에 나는 두해살이풀이다.

이름 그대로 줄기는 60cm 안팎의 높이로 곧추 서고 가지는 전혀 치지 않는다. 굵은 뿌리가 땅 속 깊이 파고들어 첫 해에는 피침형으로 가장자리가 밋밋하고 잔털이 나 있는 백록색 잎이 땅거죽에 뭉쳐만 있다가, 다음 해에 비로소 줄기가 자라나기 시작하여 잎자루가 없는 잎이 어긋난다.

줄기에 생겨나는 잎은 피침형 또는 긴 타원형으로 밑동이 귀처럼 넓어져 줄기를 감싼다. 줄기의 아래쪽에 자리하는 잎은 뿌리에서 자란 잎과 더불어 잔털이 있으나 위쪽에 나는 잎은 털이 없고 점차적으로 작아지며 가장자리 또한 밋밋하다.

4~6월경이 되면 줄기의 끝에 흰 십자형의 꽃이 둥글게 뭉쳐 핀다. 그 모습은 마치 냉이꽃과 흡사하며 꽃이 지고 난 뒤엔 길이 4cm 안팎인 길쭉한 꼬투리가 줄기와 평행하여 달린다.

먹는 방법 늦가을이나 이른봄에 어린 싹을 뿌리째 캐어서 가볍게 데친 다음 나물로 무쳐 먹거나 국거리로 삼는다. 담백하고 맛이 좋으며 국거리로는 엉겅퀴와 함께 높이 친다.

초여름에 꽃을 피우면서 길다랗게 자란 장대나물. 어린 잎도 이와 비슷한 모양이다

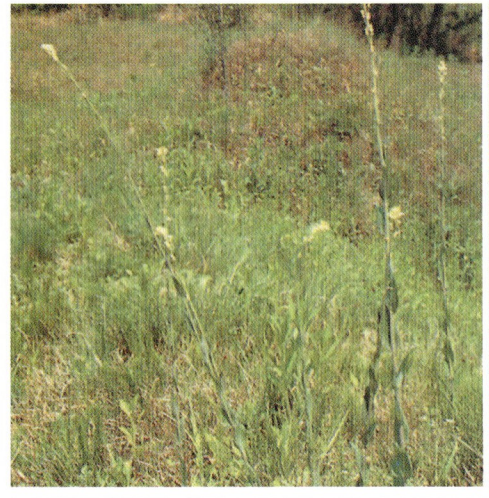
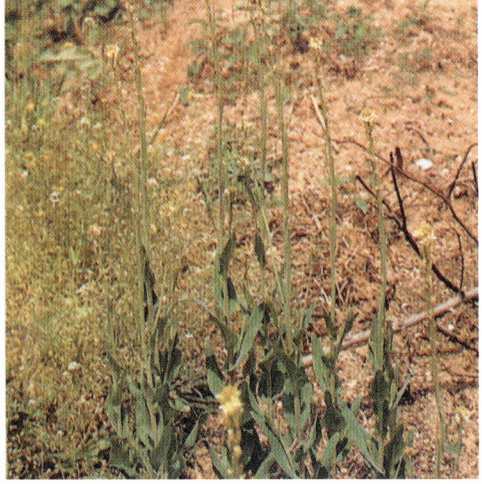

제비꽃 오랑캐꽃

Viola mandshurica var. mandshurica HARA | 제비꽃과

찾는 방법 들판의 양지바른 풀밭이나 길가 및 인가 주변 등에 나는 여러해살이풀로서 봄의 소식을 전해주는 듯 다른 풀보다 먼저 가련한 꽃을 피운다.

줄기는 없고 뿌리에서 긴 잎자루를 가진 잎이 돋아난다. 잎의 생김새는 피침형으로서 끝이 둔하고 밑동은 둥그스레하며 길이는 3~8cm 정도이고 가장자리에는 약간 무딘 톱니가 있다. 꽃이 지고 난 뒤에 자라나는 잎은 계란형에 가까운 세모꼴로서 꽃피기 전에 나온 잎보다 월등히 크며 긴 잎자루의 윗부분에는 날개가 붙어 있다.

4~5월에 잎 사이에서 5~20cm 길이의 꽃대가 자라나 짙은 자줏빛 꽃이 한 송이씩 핀다. 간혹 백색 바탕에 자줏빛 줄이 있는 꽃이 피기도 하나 꽃의 지름은 1cm 안팎이다. 꽃에 5개의 꽃잎이 달려 있는데 아래쪽 3개는 크고 위에 난 2개의 꽃잎은 작다. 꽃의 뒤쪽에는 반달 꼴의 주머니와 같은 것이 붙어 있다.

먹는 방법 흰제비꽃이나 졸방제비꽃, 콩제비꽃 등과 함께 이른봄에 어린 싹을 뿌리와 함께 캐서 나물로 먹는다. 약간 미끈거리면서 산뜻한 맛을 지니고 있다. 닭고기와 함께 볶아도 맛있다.

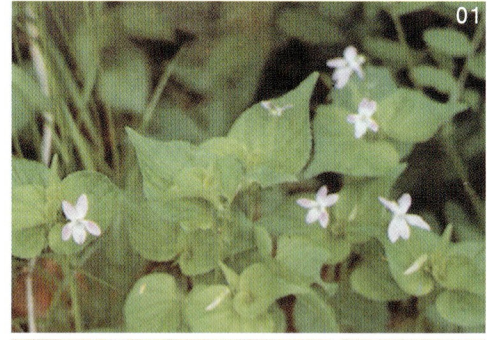
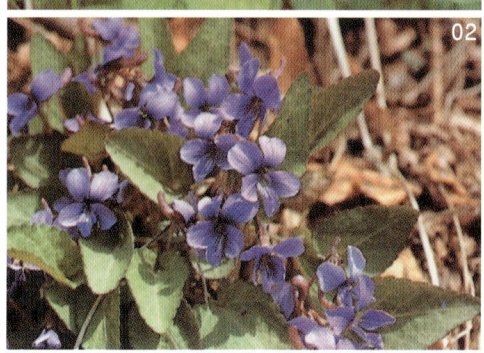
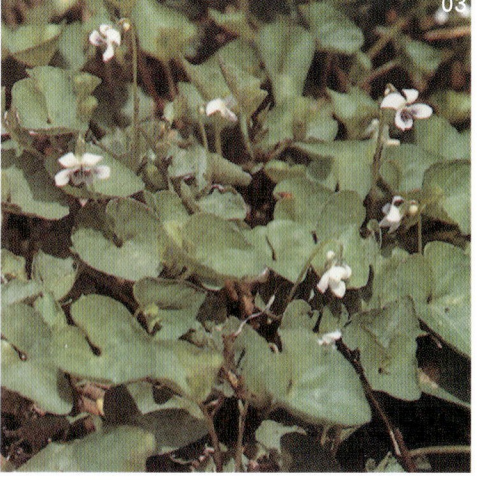

01 제비꽃과 같은 종인 졸방제비꽃
02 봄에 일찍 꽃이 피는 제비꽃. 어린 잎도 이와 같다
03 봄에 꽃이 피는 콩제비꽃. 어린 잎도 이와 같은 모양이다

주름잎 고추풀·선담배풀

Mazus japonicus KVNTZ | 현삼과

찾는 방법 뜰이나 밭 가장자리 등 별로 풀이 나 있지 않으며 양지바르면서도 약간 습한 곳에서 나는 키 작은 한해살이풀이다.

밑동에서 몇 개의 줄기가 5~20cm의 높이로 자란다.

잎은 긴 타원형에 가까운 주걱 모양으로 마주나며, 잎 끝은 둥글고 밑동은 잎자루로 흘러 잎자루와 더불어 2~6cm 길이에 8~15cm의 나비가 된다. 잎 가장자리에는 무딘 톱니가 약간 있고 잎자루는 위에 달려 있는 잎일수록 짧아진다. 잎에 주름이 잡혀 있어서 주름잎이라는 이름이 생겨났다.

5~8월경이 되면 줄기 끝에 몇 송이의 꽃이 이삭 모양으로 모여 핀다. 꽃은 입술 꼴로서 아래 위 두 개로 깊게 갈라지며, 아래 입술은 위 입술보다 두 배 정도 길고 세개로 갈라져 있다.

꽃의 빛깔은 연한 자줏빛인데 가장자리는 흰빛이고, 세 개로 갈라진 아래 입술 가운데서 중앙에 자리한 부분에는 2개의 노란 줄이 있으며 굵은 털이 나 있다. 꽃의 길이는 1cm 안팎이다.

먹는 방법 봄 일찍 어린 싹을 캐어서 나물로 하거나 또는 김치에 넣어 먹는다. 쓴맛이 없으므로 나물로 할 때에는 가볍게 데쳐 헹구어내면 되고 김치에 넣을 때에는 날것을 쓴다.

01 봄에 자란 주름잎의 어린 잎
02 초여름에 꽃이 핀 주름잎

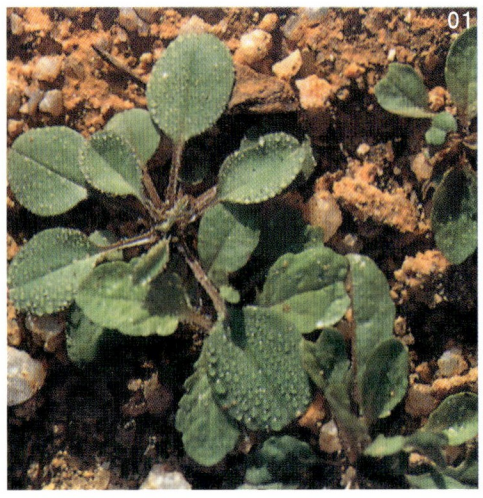
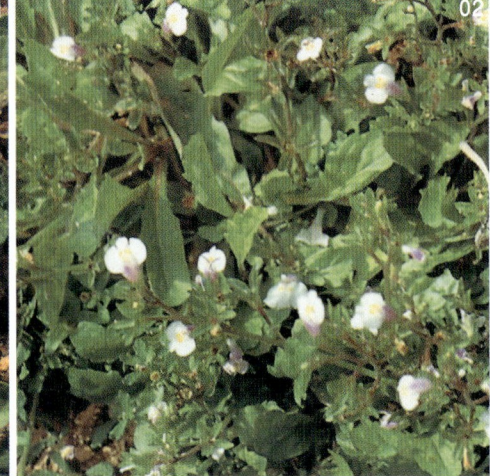

진달래 참꽃나무

Rhododendron mucronulatum TVRCZ | 철쭉과

찾는 방법 산의 양지쪽 사면에서 자라나는 키 작은 낙엽활엽수인데 때로는 동북쪽이나 서북쪽 사면에 나는 경우도 있다.

많은 잔가지를 치며 2m 안팎의 높이로 자라며 잔가지는 연한 갈색이고 작은 비늘잎이 깔려 있다.

잎은 긴 타원형에 가까운 피침형으로 4~7cm의 길이에 어긋난다. 잎 밑동이 끝쪽보다 한층 더 뾰족하며 가장자리에는 톱니가 없이 밋밋하다. 잎 뒷면에는 작은 바늘이 치밀하게 깔려 있는데 앞면에는 약간만 있을 뿐이다. 잎자루의 길이는 6~10mm이다.

꽃은 이른봄에 잎보다 앞서서 피는데 가지 끝에 한 송이씩 달리는 것이 보통이고 때로는 2~5송이가 한자리에 모여 피기도 한다. 꽃의 생김새는 벌어진 깔때기 모양이고 끝이 5갈래로 갈라져 있으며 지름은 3~4.5cm로서 빛깔은 보랏빛을 띤 분홍빛 또는 분홍빛이다. 10개의 수술 한가운데에 암술이 길게 돌출해 있다.

먹는 방법 찹쌀가루를 소금물로 반죽하여 얇게 빚어 둥글게 오린 다음 꽃잎을 붙인 것을 번철에 지져 화전(花煎)을 만들어 먹는다. 예로부터 진달래꽃이 필 때의 화전 놀이는 풍류놀이로 손꼽혀 왔다. 한편 꽃을 소주에 담아 약술로 즐겨 마시기도 한다.

봄철에 꽃이 만개한 진달래

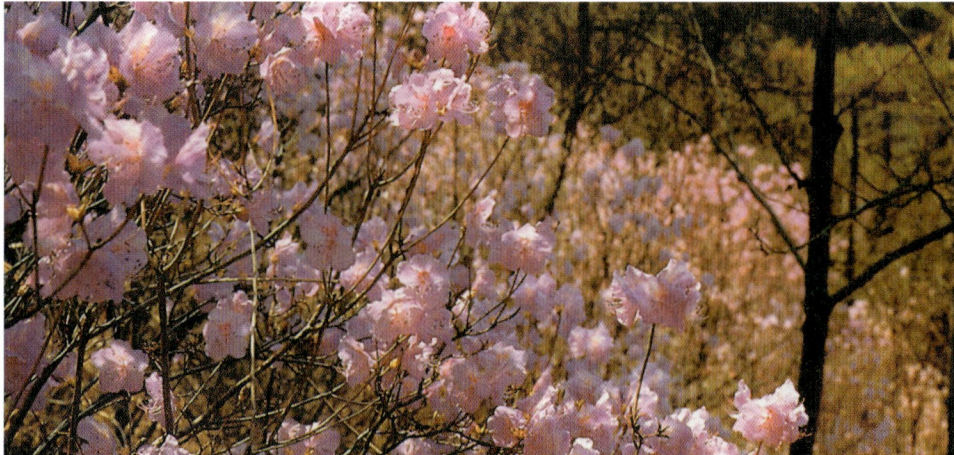

질경이

Plantago asiatica var. densiuscula PILG | 질경이과

찾는 방법 풀밭이나 길가 또는 빈터 등에서 흔히 자라는 여러해살이풀이다. 한자리에 많이 모여나며 양지쪽을 좋아하지만 약간 그늘진 곳에서도 자란다.

줄기는 서지 않으며 넓은 계란형의 잎이 뿌리에서 자라 올라와 둥글게 배열되면서 땅을 덮는다.

잎의 크기는 길이가 4~15cm, 너비가 3~8cm로서 잎맥은 평행되게 배열되어 있고 잎 가장자리는 물결처럼 주름이 잡혀 있다. 잎자루 길이는 일정하지 않으나 대개 잎과 길이가 비슷하고 밑동이 넓어져서 서로 얼싸안는다.

6~8월경에 잎 사이에서 10~30cm쯤 되는 꽃대가 자라나 그 절반 정도까지 많은 꽃이 끄나풀 모양으로 뭉쳐 핀다. 꽃은 깔때기꼴이고 끝이 4개로 갈라져 있으며 수술이 길게 밖으로 나와 있다.

초록빛 꽃잎은 워낙 작아 수술의 꽃가루 주머니만 눈에 띄기 때문에 꽃이삭 전체가 황갈색으로 물들어 있는 것처럼 보인다. 털질경이도 함께 채식되고 있다.

먹는 방법 봄부터 꽃대가 자라나기 전인 초여름까지 잎과 뿌리를 함께 나물 또는 국거리로 먹으며 때로는 생잎을 쌈으로 싸서 먹기도 한다. 대표적인 산나물로 데쳐서 말려 두었다가 겨울철에 조리하여 먹기도 한다.

01 6월부터 꽃이 피기 시작하는 질경이. 어린 잎도 이와 같은 모양이다
02 씨앗이 황갈색으로 익은 질경이의 다른 모습

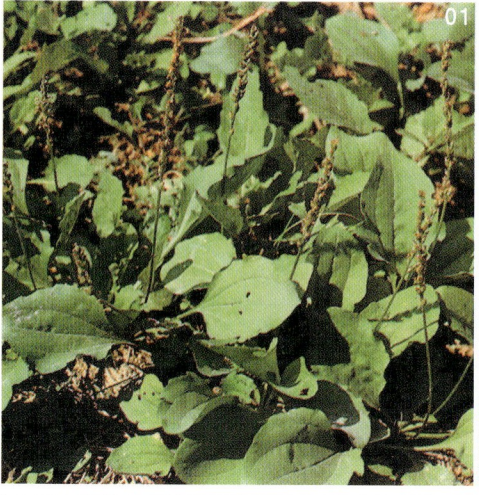
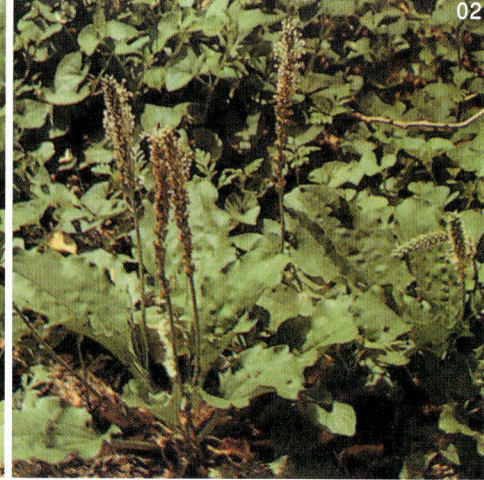

짚신나물

Agrimonia pilosa var. japonica NAKAI | 장미과

찾는 방법 산이나 들판의 풀밭이나 길가 등에 나는 여러해살이풀이다. 줄기는 곧추 서서 약간의 가지를 치면서 30~80cm의 높이로 자라고 전체에 털이 나 있다. 5~7개의 작은잎으로 이루어진 깃털꼴의 잎이 어긋나며, 잎의 끝부분에 달려 있는 3개의 작은잎은 긴 타원형 또는 계란형으로서 크기가 비슷하며 길이가 3~6cm 정도이다. 밑부분의 작은잎은 아래쪽으로 내려갈수록 점차로 작아지며 그 사이사이에는 작은 잎조각과 같은 것이 붙어 있다.
잎 양면에는 털이 나 있고 양끝이 좁으며 가장자리에는 약간 커 보이는 톱니가 규칙적으로 배열된다. 잎겨드랑이에는 반달꼴의 받침잎이 줄기를 감싸고 있으며 한쪽 가장자리에 큰 톱니가 있다.
6~8월경이 되면 줄기와 가지 끝에서 나는 긴 꽃대에 노란 꽃이 끄나풀 모양으로 뭉쳐 핀다. 길이가 3~6mm인 꽃잎 5개가 나며 씨는 옷이나 짐승의 털에 달라붙는 성질이 있다.

먹는 방법 이른봄에 어린 싹을 캐서 나물로 먹는다. 쓴맛이 강하므로 끓는 물에 데쳐서 찬물에 한참 담가 잘 우려낸 다음에 간을 해야 먹을 수 있다.

01 4~5월 중 짚신나물의 어린 잎
02 6~8월 중에 꽃이 피는 짚신나물의 모습

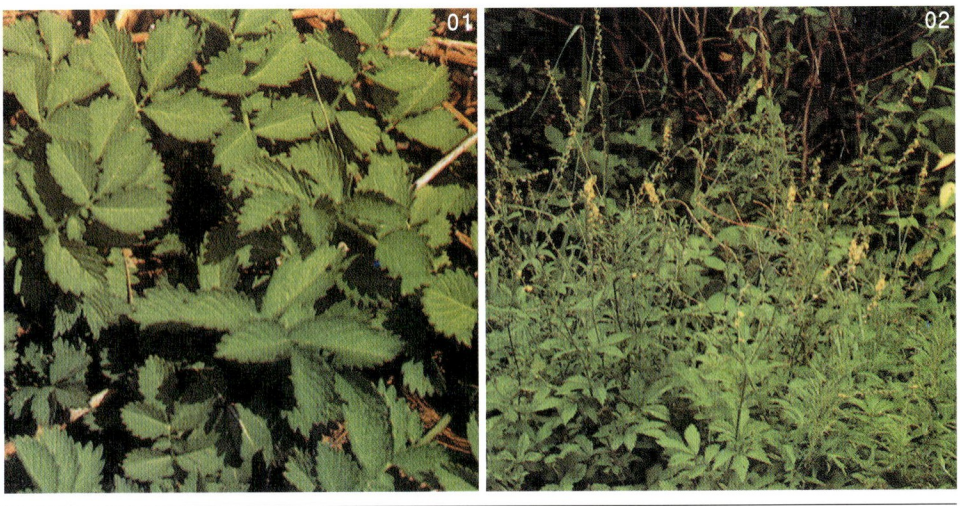

참나리 나리·알나리

Lilium lancifolium THVNB | 석죽과

찾는 방법 산지의 양지쪽 풀밭에 나는 여러해살이풀로 지름이 5～8cm 되는 알뿌리를 가지고 있다. 굵고 실한 줄기는 곧추 서서 1.5m 정도의 높이로 자라며 전혀 가지를 치지 않는다. 또한 줄기는 자갈색 빛을 띠고 흑자색 점이 있으며 어릴 때에는 털에 덮여 있으나 자라면서 점차 없어진다.
길이가 5～18cm인 피침형의 잎이 좁은 간격으로 어긋나게 달리며 너비는 5～15mm이다. 위쪽 잎겨드랑이에는 짙은 갈색빛의 콩알만한 주아(珠芽)가 형성되어 땅에 떨어지면 뿌리와 싹이 자라나 새로운 개체로 성장한다.
7～8월 무렵에 줄기 끝에서 여러 대의 꽃대가 자라 올라와 4～20송이의 꽃이 밑을 향해 달린다. 7～10cm쯤 되는 피침형의 꽃잎이 6개 달리며 주황색 바탕에 검은색이 도는 보랏빛 반점이 산재한다. 꽃잎은 뒤로 말리며 6개의 수술과 암술이 꽃 밖으로 길게 돌출해 있다. 성숙된 꽃가루주머니는 짙은 붉은 빛을 띤 갈색이다.

먹는 방법 봄·가을에 알뿌리를 캐서 구워 먹거나 또는 간을 해서 조려 먹는다. 지짐이의 재료로도 쓰이며 잘게 썰어 쌀과 함께 죽으로 끓인 것은 허약체질에 자양 강장식품으로 높이 친다. 중나리의 알뿌리도 함께 식용한다.

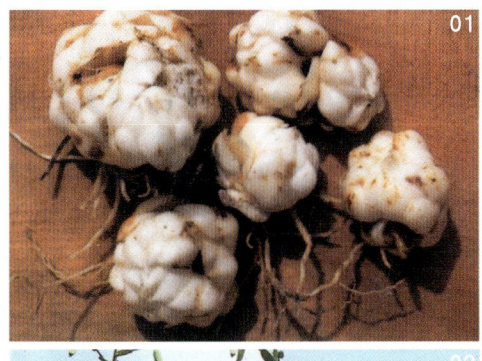

01 중나리의 알뿌리. 참나리의 알뿌리는 다소 밋밋하다
02 여름에 꽃을 피운 참나리
03 여름에 꽃을 피운 중나리

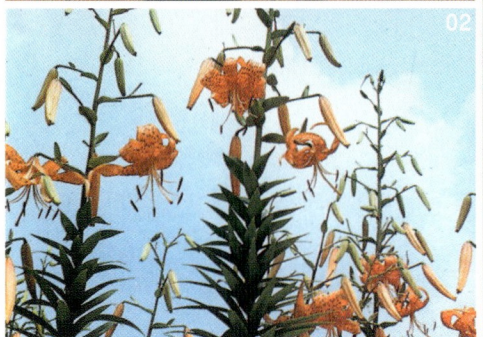

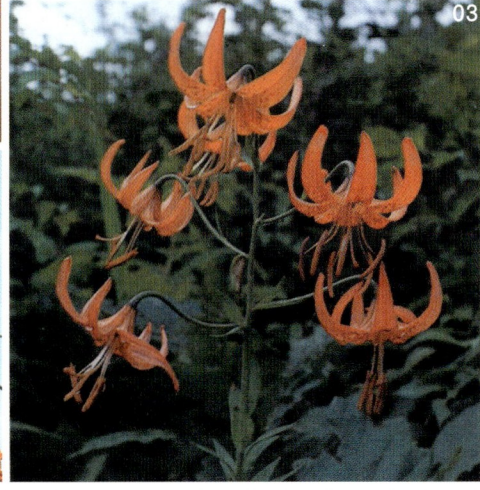

참나물

Spuriopimpinella bracycarpa KITAGAWA | 미나리과

찾는 방법 산지의 나무 그늘이나 약간 습한 땅에 나는 여러해살이풀이다. 줄기는 곧추 서서 약간의 가지를 치며 50~80cm 높이로 자란다.

잎은 3개씩 갈라지고 갈라진 잎조각은 계란형이며 길이는 4~8cm 정도이다. 잎조각의 끝은 뾰족하고 밑동은 둥그스레한데 때로는 뾰족한 것도 있다. 잎 가장자리에는 크기가 고르지 않은 날카로운 톱니가 나 있으며 잎 양면에는 털이 없다.

뿌리에서 나온 잎은 잎보다 긴 잎자루를 가지고 있으나 줄기에 나는 잎의 잎자루는 위로 올라갈수록 짧아지고 밑부분이 넓어져서 줄기를 얼싸안는다.

꽃은 6~8월에 피는데, 줄기와 가지의 끝에서 꽃대가 길게 자라나 10개 정도로 갈라진 다음 각기 13송이 정도로 달리며 전체적으로 우산꼴이다. 안쪽으로 말린 꽃잎은 5개가 있으며 꽃잎 사이사이에 수술이 하나씩 자리한다. 꽃의 지름은 2mm 안팎이다.

먹는 방법 봄에 어린 잎과 순을 따다가 생채로 무쳐 먹거나 김치를 담가 먹는다. 이름 그대로 맛이 좋고 향긋하기 때문에 산나물 중에서도 높이 치며, 때로는 가볍게 데쳐서 나물로 무쳐 먹기도 하지만 생으로 먹는 맛에는 미치지 못한다.

01 6~8월 중에 꽃이 피는 참나물
02 여름철 참나물의 밑동 부분의 잎

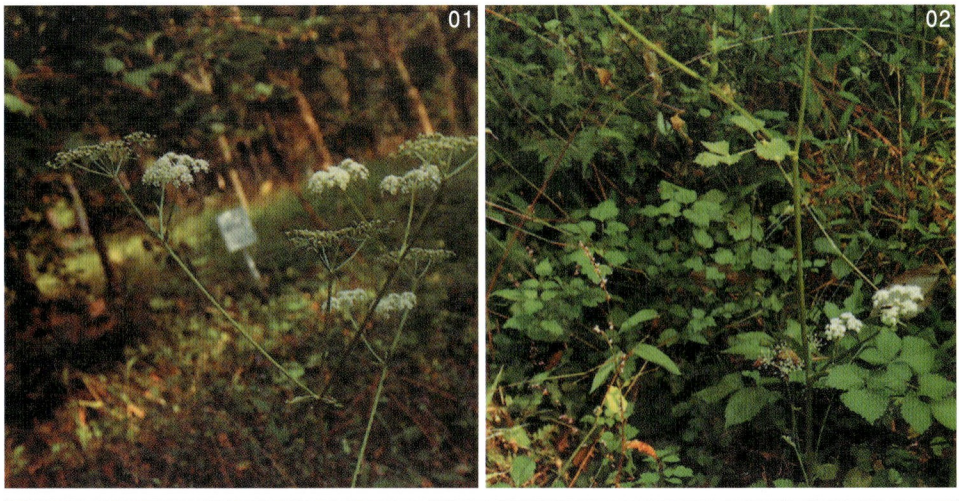

참마

Dioscorea japonica THVNB | 마과

찾는 방법 산지의 덤불 속이나 풀밭에 나는 여러해살이 덩굴풀이다. 땅속에 굵고 긴 원기둥꼴의 덩이뿌리[塊根]에서 가늘고 긴 줄기가 난다. 줄기는 약간의 가지를 치면서 다른 풀이나 키 작은 나무를 감아 올라간다.

잎은 마주나거나 어긋나고 잎자루가 길며 길쭉한 계란형 또는 좁은 세모 모양으로서 끝이 뾰족하고, 밑동은 하트 모양로 패여 있다. 잎의 길이는 5~10cm, 너비는 2~5cm로서 가장자리는 밋밋하다. 잎겨드랑이에는 흔히 주이(珠芽)가 형성되어 땅에 떨어져서 새로운 식물체를 만든다.

암꽃과 수꽃이 각기 다른 개체에 피며(단성화) 6~7월에 잎겨드랑이로부터 자라나는 1~3개의 꽃자루에 이삭 모양으로 뭉쳐 핀다. 수꽃은 곧게 서고 암꽃은 밑으로 처지는데 모두 6개의 아주 작은 흰 꽃잎이 달린다. 열매에는 3개의 부채 꼴 날개가 달려 있다.

먹는 방법 덩이뿌리를 생으로 강판에 갈아 죽처럼 된 것에 계란의 노른자위와 간장을 섞어 먹는다. 자양분이 풍부하여 건강식으로 높이 친다. 중국에서는 적당한 크기로 썰어 기름으로 튀겨서 물엿을 입혀 먹는다.

01 6~7월에 꽃을 피운 참마
02 덩굴로 뻗은 참마의 모습. 어린 잎의 모양도 이와 같다

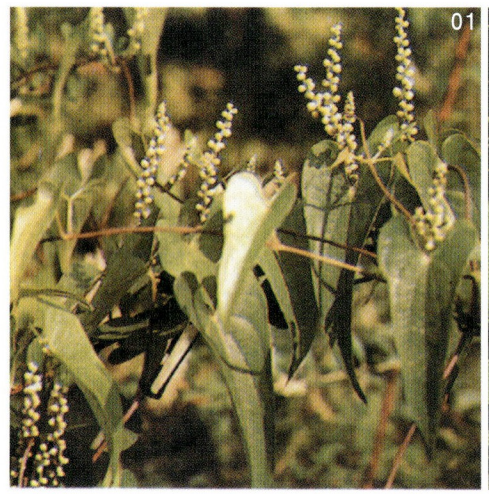
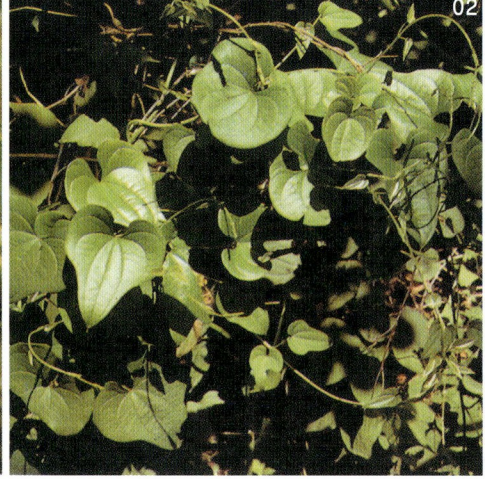

참산부추 산부추

Allium sacculiferum MAX | 백합과

찾는 방법   낮은 산의 양지바른 풀밭에서 여러 포기씩 모여 자라는 여러해살이풀로서 흙속에 달래와 같은 알뿌리가 있고 부추와 같은 냄새를 풍긴다.

줄기는 서지 않으며 알뿌리에서 부추 잎과 비슷한 잎 2~3개가 40cm 안팎의 길이로 자라나 반 이상의 높이에서 아래로 처진다.

잎의 밑부분은 꽃줄기를 둘러싸고 평평하지만 절반의 높이 이하의 부분에서는 뒷면 한가운데에 굵은 잎맥이 돌출해 있다. 잎의 너비는 아래 위가 5mm 정도로 같으며 잎 끝은 점차 뾰족해진다. 잎 가장자리에는 톱니가 없고 밋밋하다.

7~9월에 잎 사이에서 60cm 정도의 높이로 꽃줄기가 곧게 자라올라와 맨 끝에 수십 송이의 작은 꽃이 둥글게 뭉쳐 핀다. 꽃의 빛깔은 분홍빛을 띤 보랏빛이고 한 송이의 지름은 6cm 안팎인데 둥글게 뭉친 꽃차례의 지름은 3~4cm에 이른다. 꽃잎은 6장이고 암술과 6개의 수술이 꽃 밖으로 나와 있다.

먹는 방법   이른봄에 갓 자란 잎을 알뿌리와 함께 캐서 생채로 무쳐 먹는다. 또한 지짐이에 넣는 재료로 애용되며 달래와 비슷한 맛을 가지고 있어서 입맛을 돋구어준다.

7~9월 사이에 꽃이 피는 참산부추. 어린 잎 모양도 이와 같다

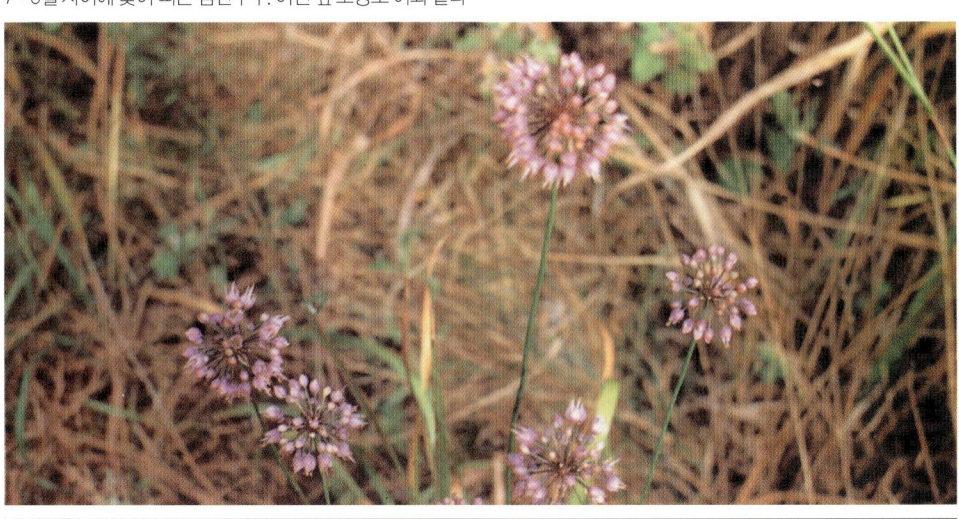

참취 취나물·암취

Aster scaber THVNB | 백합과

찾는 방법　산록지대의 양지쪽 풀밭에 나는 여러해살이풀이다. 전체에 깔깔한 털이 나 있고 줄기는 약간의 가지를 치면서 1.5m 안팎의 높이로 곧게 자란다.

뿌리줄기는 굵고 짧으며 뿌리줄기에서 나는 하트 모양의 잎은 긴 잎자루를 가지고 있는데 꽃이 필 무렵에는 없어져버린다. 줄기에 나는 잎은 어긋나며 줄기 아래쪽에 달리는 잎 역시 하트 모양으로 길이가 9~24cm 정도 된다.

긴 잎자루에는 좁은 날개가 붙어 있고 가장자리에는 치아처럼 생긴 크고 작은 톱니가 배열되어 있다. 줄기 중간부에 생기는 잎은 계란형에 가까운 세모꼴로서 날개가 붙은 짧은 잎자루에 붙어 있으며 위로 올라가면서 점차 작아지고, 꽃대 밑에 달리는 잎은 3~5cm밖에 되지 않는다.

8~10월경 줄기와 가지 끝에 지름이 2.5cm쯤 되는 흰 꽃이 우산 꼴로 모여 핀다. 꽃잎의 수는 6~7매이다.

먹는 방법　정월 대보름에 먹는 취나물이 바로 이것으로, 대표적인 산나물로 손꼽힌다. 어린 잎은 나물이나 쌈으로 먹는다. 쓴맛은 없으나 다소 매우므로 데친 뒤 찬물에 잠시 담갔다가 조리하는데, 묵나물로 하는 것이 보통이다.

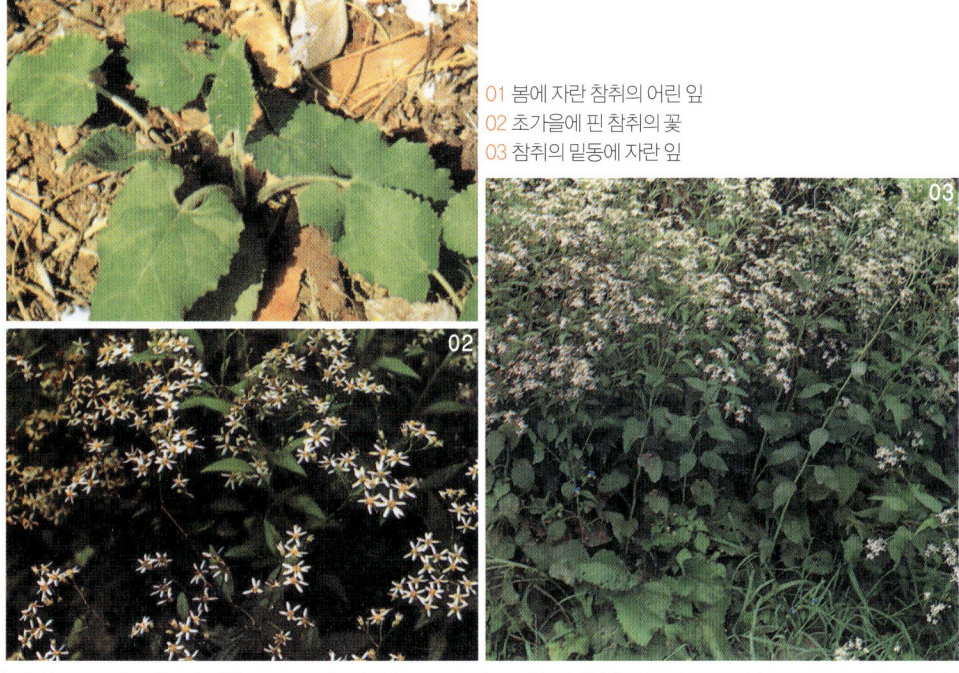

01 봄에 자란 참취의 어린 잎
02 초가을에 핀 참취의 꽃
03 참취의 밑동에 자란 잎

청미래덩굴 명감나무

Smilax china L | 백합과

찾는 방법 산의 양지쪽 풀밭이나 숲 가장자리와 같은 곳에 나는 덩굴성의 낙엽활엽수로서 거친 풀처럼 보인다.

뿌리는 굵고 꾸불꾸불 굽으면서 옆으로 뻗는다. 딱딱한 줄기는 마디 부분에서 이리저리 굽으면서 다른 물체를 감아 올라 3m 정도의 길이로 자라며 곳곳에 갈고리와 같이 생긴 예리한 가시가 돋는다.

넓은 타원형의 잎이 어긋나게 자라고 길이는 3~12cm에 앞면에는 윤기가 흐른다. 잎 끝은 둥글면서 갑자기 뾰족해지고 밑동은 둥글거나 하트 모양으로 짧은 잎자루로 연결된다.

잎 가장자리는 밋밋하며 밑동에서 5~7줄의 잎맥이 나오고 다시 갈라져 그물맥을 형성한다. 잎겨드랑이에 붙어 있는 받침잎은 끝이 덩굴손으로 변하여 몸집을 지탱해 준다.

5월에 잎겨드랑이로부터 자란 꽃대 끝에 황록빛의 작은 꽃이 둥글게 뭉쳐서 피는데 암꽃과 수꽃이 각기 다른 나무에 핀다. 꽃이 지고 난 뒤 지름이 1cm쯤 되는 열매가 뭉쳐 가을에 붉게 물든다.

먹는 방법 봄에 연한 순을 꺾어 나물로 해 먹는다. 쓴맛이 없고 연하며 맛이 좋아 산나물로서 높이 친다. 옛날 흉년이 들었을 때에는 뿌리를 캐어 녹말을 만들어 먹었다고 한다.

01 5월에 꽃을 피운 청미래덩굴
02 가을에 열매가 익은 청미래덩굴. 어린 잎도 이와 비슷하다

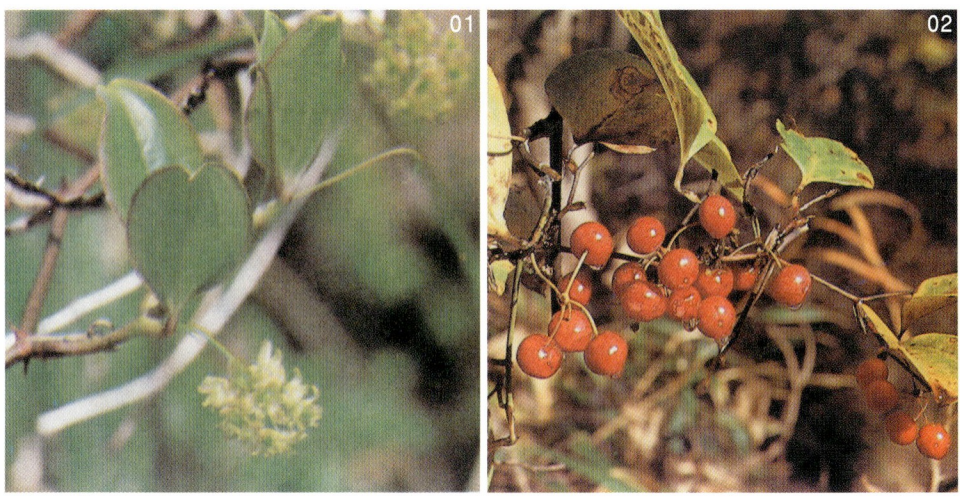

층층잔대 가는잎딱주

Adenophora radiatifolia NAKAI | 초롱꽃과

찾는 방법 산지의 양지바른 풀밭에 나는 여러해살이풀로서 줄기는 곧추 서서 1m 안팎의 높이로 자라며 가지를 치지 않는다.

굵은 뿌리는 도라지의 뿌리와 비슷하며 잎은 마디마다 4장이 십자형으로 배열되거나 또는 2장씩 마주난다. 계란형 또는 피침형의 잎은 큰 것이 5cm에 이르며 잎자루가 없고 가장자리에는 예리한 톱니가 불규칙하게 있다.

8~9월경 줄기 끝에 많은 꽃이 층을 져서 피며 꽃의 생김새는 잔대와 흡사하나 훨씬 작아서 길이가 1cm밖에 되지 않는다. 좁은 종모양의 꽃은 끝이 약간 좁아지면서 얕게 다섯 갈래로 갈라지고 빛깔은 엷은 하늘빛을 띤다. 각 층마다 서너 송이의 꽃이 사방으로 배열되어 아래로 처진다. 꽃의 밑동에는 다섯 갈래로 갈라진 아주 작은 꽃받침이 자리하며 암술은 길게 꽃잎 밖으로 나온다.

먹는 방법 봄철에 잔대와 함께 연한 순과 뿌리를 캐서 날것을 고추장에 찍어 먹고 어린 잎은 데쳐서 우려낸 다음 나물로 무쳐 먹는다. 또한 뿌리를 더덕처럼 가볍게 짓찧어 쓴맛을 우려낸 다음 고추장을 발라 구워 먹는다.

01 어느 정도 자란 층층잔대의 어린 잎
02 8~9월에 꽃을 피우는 층층잔대

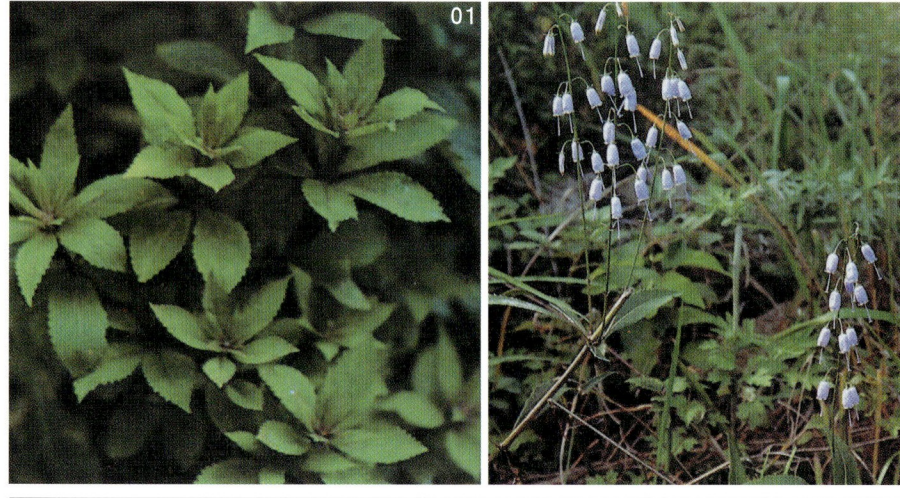

칡

Pueraria thunbergiana BENTH | 콩과

찾는 방법 산의 양지쪽에 나는 덩굴성의 낙엽활엽수로서 흔히 나무 줄기를 감아올라가며, 긴 덩굴은 10m가 넘는 것도 있다.
줄기에는 가는 잔털이 많이 있는데 늦은 여름에 자란 부분은 겨울 동안에 말라 죽는다.
마름모꼴의 작은잎 3개가 달린 잎은 어긋나며, 작은잎의 길이와 지름은 각각 10~15cm로 양면에 털이 있고 가장자리는 밋밋하거나 얕게 3개로 갈라진다. 잎자루는 10~25cm이며 털이 있고 피침형의 받침잎이 중앙 부근에 붙어 있는데 잎이 성숙해지면서 떨어져버린다.
8월에 잎겨드랑이에서 자란 긴 꽃대에 아카시아 꽃처럼 생긴 분홍빛을 띤 보랏빛 꽃이 10~20cm 정도로 모여 핀다. 꽃의 길이는 18~25mm이며 꽃이 핀 뒤 생기는 넓은 줄모양의 꼬투리는 길이가 4~9cm나 되고 너비는 8~10mm이다. 열매는 길고 굳은 갈색 털에 덮여 있으며 9~10월에 익는다.

먹는 방법 연한 순을 나물로 하거나 쌀과 섞어 칡밥을 지어 먹으며 뿌리에서 녹말을 채취하여 밥 대용으로 하기도 한다. 그 밖에 뿌리에서 즙을 짜내서 마시고, 잎을 덖어서 차의 대용으로 삼기도 한다.

01 봄에 자라나기 시작하는 칡의 어린 잎
02 여름에 꽃을 피우고 있는 칡

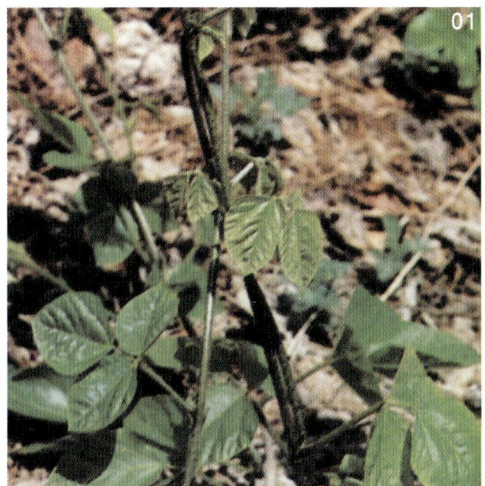
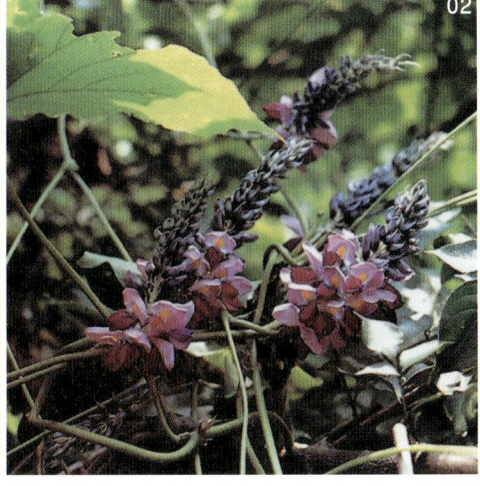

털여뀌

Amblygonon pilosum NAKAI | 여뀌과

찾는 방법   인가 근처의 양지바른 풀밭에서 흔히 볼 수 있는 한해살이풀이다.
굵은 줄기는 곧추 일어서서 2m에 가까운 높이로 자라나 약간의 가지를 치며 전체에 잔털이 빽빽하게 나 있다.
20cm 가까이 되는 큰 계란형의 잎이 어긋나는데 잎 끝은 뾰족하고 밑동은 하트 모양으로 패여 있으며 짧은 잎자루가 있다. 잎 가장자리에는 톱니가 없고 밋밋하며 잎맥이 뚜렷하게 나타나 있다.
잎겨드랑이에는 칼집처럼 생긴 짤막한 받침잎이 붙어 있으며 일반적으로 길이가 7mm 안팎이나 개체에 따라서 20mm가 넘는 경우도 있다.
7~8월에 줄기와 가지 끝에서 자라나는 긴 꽃대에 많은 꽃이 이삭 모양으로 뭉쳐 핀다. 꽃이삭의 길이는 5~12cm나 되며 꽃의 무게로 인해 아래로 처진다. 꽃의 빛깔은 연분홍빛인데 개체에 따라서 거의 흰빛으로 피는 꽃도 있다. 꽃잎은 없고 3~4mm 길이의 꽃받침 5개가 수술과 암술을 감싸고 있다.

먹는 방법   5월초에 어린 잎과 순을 따서 나물로 하거나 국에 넣어 먹는다. 쓴맛은 없으나 매운맛이 있으므로 데쳐서 찬물에 한동안 담가두었다가 조리하는 것이 좋다.

여름에 꽃을 피운 털여뀌. 어린 잎 모양도 이와 비슷하다

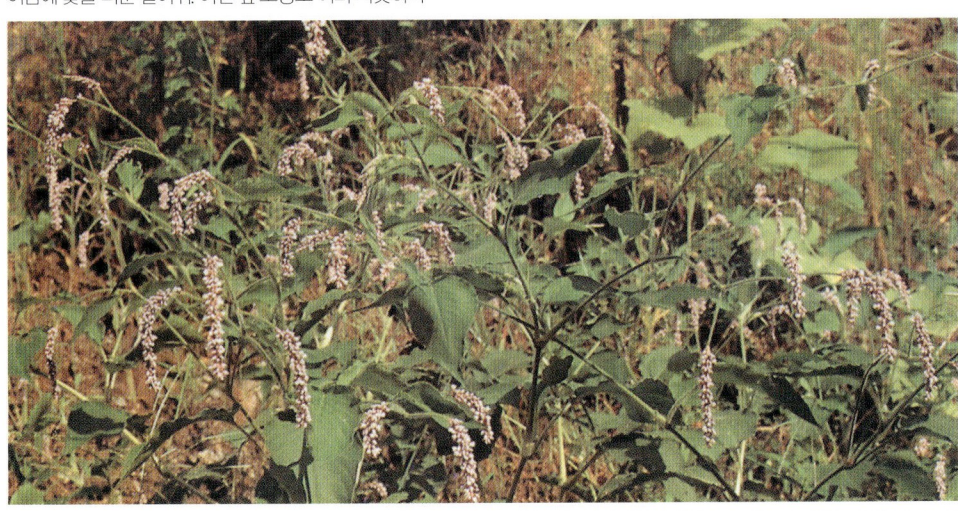

토끼풀

Trifolium repens L | 콩과

찾는 방법 유럽 원산의 여러해살이풀로서 가축사료로 쓰기 위해 도입한 것이 지금은 도처에 퍼져 야생상태로 자라고 있다.

밑동에서 갈라진 가지가 옆으로 길게 기어나가면서 마디에서 뿌리가 내려 왕성하게 번식되어 나간다. 3개의 잎조각으로 구성된 잎이 마디마다 서로 어긋나게 자리잡고 있으며 긴 잎자루를 가지고 있는데 잎마다 곧추 일어선다.

잎조각의 생김새는 계란형 또는 거꾸로 된 하트 모양으로 길이와 너비가 모두 10~25cm쯤 되며 끝이 둥글거나 약간 패여 있고 밑동은 뾰족하다. 가장자리에는 톱니가 없고 밋밋하며 잎 앞면에 회록색의 무늬가 흐릿하게 있다. 잎겨드랑이에는 계란처럼 생긴 피침형의 작은 받침잎이 붙어 있는데 끝이 뾰족하다.

6~7월에 잎겨드랑이에서 잎자루보다 긴 꽃대가 자라나 작은 나비꼴의 흰 꽃 수십 송이가 공처럼 뭉쳐 핀다. 몸집과 잎이 더 크고 분홍빛 꽃이 피는 것을 붉은토끼풀이라고 한다.

먹는 방법 붉은토끼풀과 함께 어린 잎을 나물로 하거나 기름으로 볶아 먹는다. 가볍게 데쳐서 잠시 우려낸 것을 초간장이나 겨자를 푼 간장에 찍어 먹어도 맛이 좋다. 산뜻하고 감칠맛이 있어서 먹을 만하다.

01 붉은토끼풀의 모습
02 6~7월에 꽃을 피우는 토끼풀. 어린 잎 모양도 이와 같다

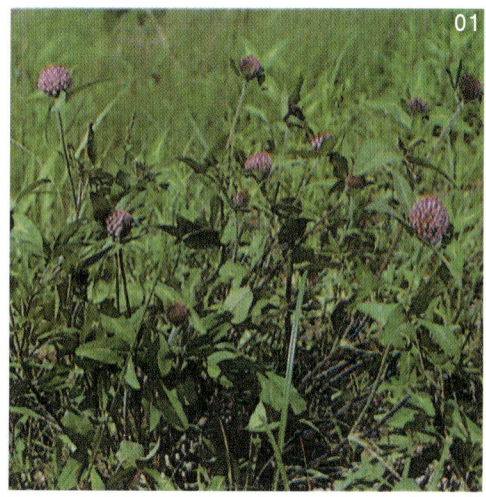
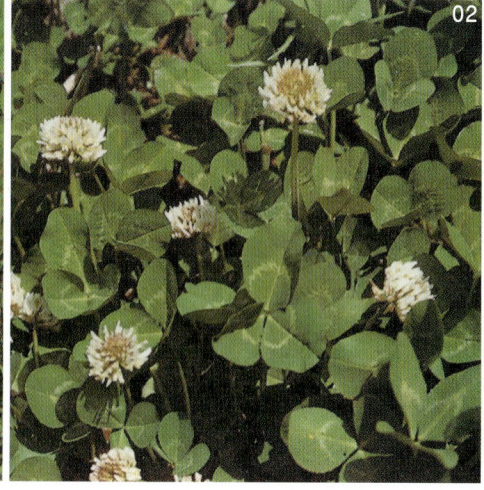

한삼덩굴 환삼덩굴·범삼덩굴

Humulus japonicus SIEB. et ZVCC | 삼과

찾는 방법 인가에 가까운 빈터나 풀밭에 나는 덩굴성의 한해살이풀이다. 줄기와 잎자루에는 작은 가시가 밑을 향해 많이 나 있어서 만져보면 거칠다. 여러 개의 모가 있는 줄기는 가지를 치면서 길게 자라나 풀이나 나무로 기어오른다. 한자리에 떨어진 많은 씨가 싹이 나면서 함께 자라나므로 무성할 때에는 가시덤불과도 같다.

긴 잎자루 끝에 5~7갈래로 갈라진 단풍나무 잎처럼 생긴 잎이 마주난다. 갈라진 잎조각은 계란형 또는 피침형으로 밑부분이 좁고 끝이 뾰족하며 길이와 너비가 각각 5~12cm에 이른다. 잎 가장자리에는 톱니가 규칙적으로 나 있고 양면에 거친 털이 있으며 뒷면에는 노란 작은 점이 산재하여 있다.

꽃은 7~8월 무렵에 피는데 수꽃과 암꽃이 각기 다른 개체에 핀다. 수꽃은 5매의 꽃받침잎과 5개의 수술로 이루어지며 15~25cm 길이의 원뿌리꼴로 모여 핀다. 암꽃은 짧은 이삭꼴로 뭉쳐 피어 연한 황록빛을 띠며, 수꽃처럼 꽃잎이 없다.

먹는 방법 봄 일찍이 갓 자란 어린 싹을 나물로 먹는다. 쓴맛이 있으므로 데쳐서 찬물로 우려낸 다음 무쳐야 한다. 한자리에 많은 것이 모여 싹트기 때문에 채취하기가 매우 수월하다.

01 여름에 핀 한삼덩굴의 꽃 모양
02 여름철 한참 무성하게 자란 한삼덩굴. 어린 잎도 이와 같다

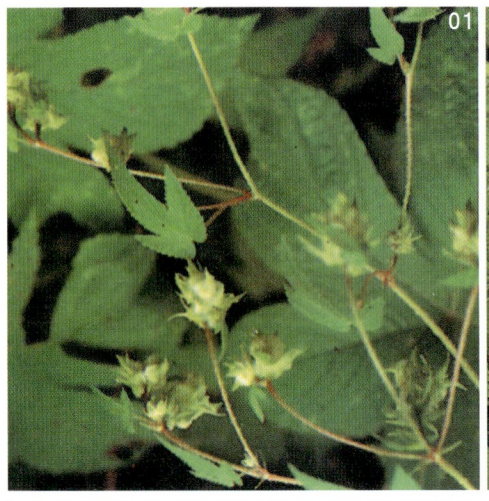
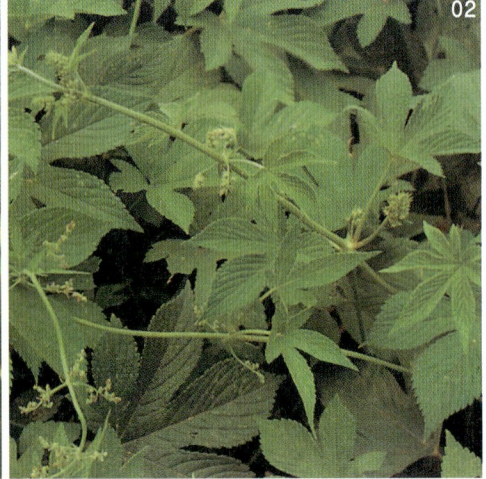

화살나무 참빗나무·홑잎나무

Euonymus alatus SIEB | 노박덩굴과

찾는 방법 산의 양지쪽 풀밭이나 숲 가장자리와 같은 곳에 나는 키 작은 낙엽활엽수로서 크게 자라도 3m 정도밖에 안 자란다.

많은 가지가 사방으로 뻗치는데 잔가지에는 2~4줄로 코르크질의 날개가 붙어 있어서 화살을 연상시키므로 화살나무라는 이름이 붙여졌다. 양끝이 뾰족한 계란형의 잎이 마디마다 2매씩 마주나며 3~5cm에 이른다. 잎 앞면은 녹색이고 뒷면은 회록색으로 털이 없으며 잎 가장자리에는 작으면서도 예리한 생김새의 톱니가 규칙적으로 배열되어 있고 잎자루는 아주 짧다.

5월에 잎겨드랑이에서 자란 짤막한 꽃대에 꽃이 3송이씩 달린다. 꽃받침과 꽃잎, 수술이 각각 4개씩이고 지름은 1m 안팎이며 황록색이다.

열매는 10월에 붉게 물든 뒤 12월까지 나무에 달려 있는데, 그 기간에 갈라지며 주황빛 껍질에 둘러싸인 씨가 나온다. 잔가지에 날개가 생기지 않는 것을 회잎나무라고 한다.

먹는 방법 맛 좋은 산나물의 하나로서 회잎나무와 함께 어린순을 나물로 하거나 잘게 썰어 쌀과 섞어서 나물밥을 지어 먹는다. 약간의 쓴맛이 있기는 하지만 가볍게 데쳐 헹구면 없어진다.

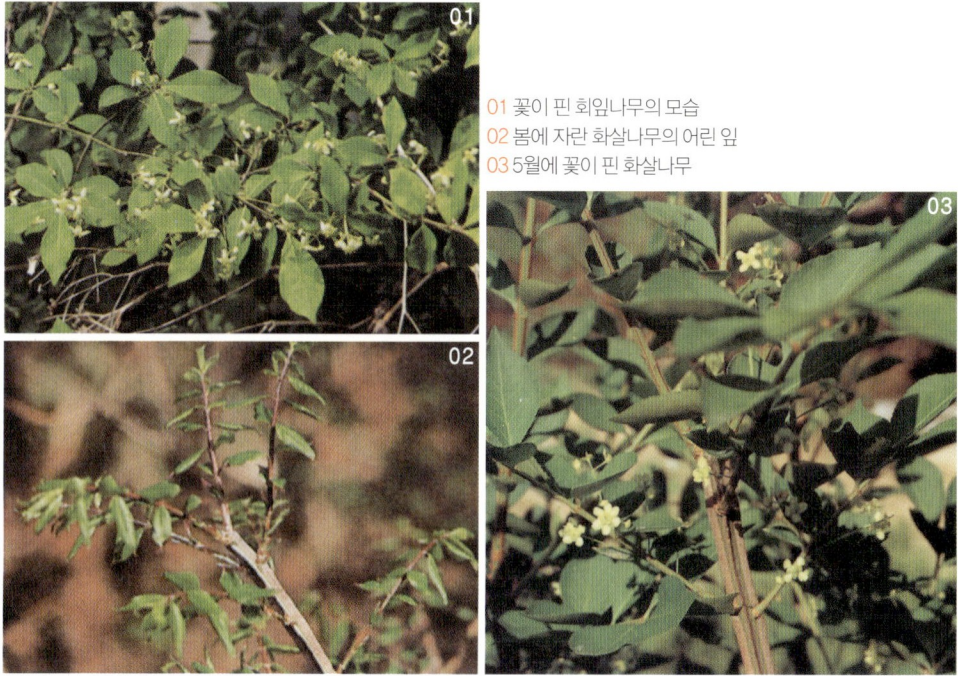

01 꽃이 핀 회잎나무의 모습
02 봄에 자란 화살나무의 어린 잎
03 5월에 꽃이 핀 화살나무

황새냉이

Cardamine flexuosa WITHER | 배추과

찾는 방법 논두렁이나 물가 등 습한 땅에 나는 두해살이풀로서 흔히 한자리에 많이 모여 자란다. 밑동에서 많은 가지가 갈라져 10~30cm의 높이로 자라며 가지의 밑부분에는 검은빛을 띤 보랏빛 기운이 감돈다.

깃털 모양으로 갈라진 잎은 잔털이 약간 있고 어긋나며, 작은잎이 밑쪽에 달린 경우에는 7~17개이고 위쪽에 붙은 경우는 3~11개에 이른다. 작은잎은 계란형 또는 피침형인데 맨 끝에 자리한 것이 제일 크며 아래쪽에 자리한 것일수록 작아진다. 작은잎의 가장자리는 밋밋하거나 또는 약간의 톱니나 결각이 있기도 하다. 잎의 길이는 4~7cm 정도이다.

4~5월경이면 가지 끝에 냉이꽃처럼 생긴 흰 십자형의 꽃이 여남은 송이씩 둥글게 모여 핀다. 꽃이 지고 난 뒤에는 2cm 정도 길이에 꼬투리가 곧추 선다.

먹는 방법 맛이 담백하고 씹히는 느낌이 좋으므로 어린순으로 김치를 담그고 가볍게 데쳐서 나물로 해 먹는다. 국거리로도 하는데 이때에는 날것을 그대로 넣는다. 또한 잘게 썰어 쌀과 섞어서 나물밥으로 먹거나 튀김으로 조리하기도 한다. 큰황새냉이도 함께 먹는다.

01 봄에 자란 황새냉이의 어린 잎
02 4~5월에 꽃이 핀 황새냉이

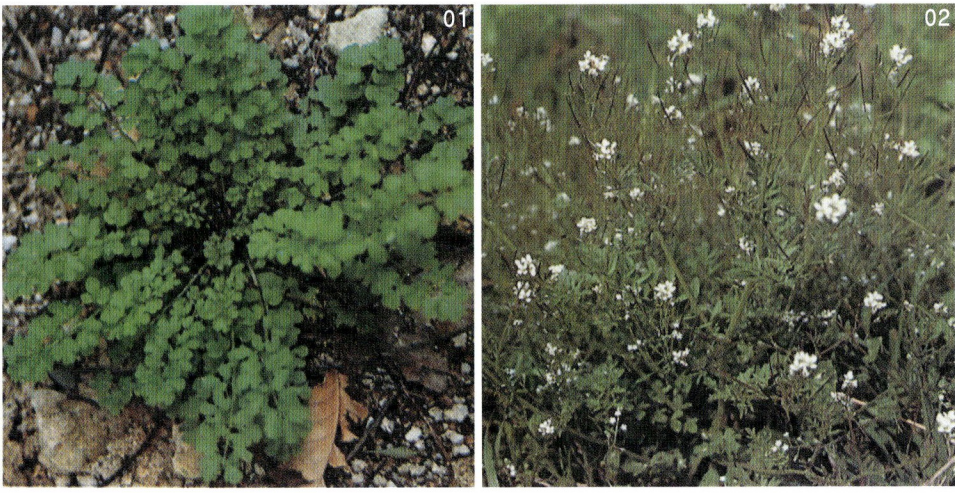

암에 좋은 식물 36

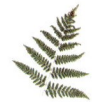

암치료에 효과가 있다는 식물 종류를 두루 조사하는 중에 필자 나름대로 36종을 선택해 보았다. 이것은 필자가 직접 실험해본 결과가 아니며, 갖가지 참고 자료에 근거를 두고서 찾아내어 여기에 소개하는 것임을 밝혀 둔다.

이 36종 중에서 10종은 본서 앞쪽에 걸쳐 설명된 '산나물'에 컬러사진과 함께 게재되어 있으므로, 중복을 피해 나머지 26종만을 사진과 함께 간략한 해설을 붙여 다음에 소개하였다. 앞에 게재된 그 10종의 암 적용에 대하여 간략하게 설명한 바는 아래와 같으며 ( ) 안에 넣은 페이지를 참조하여 그 내용을 찾아보기 바란다.

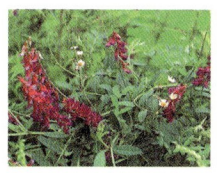
갈퀴나물
전초를 암종의 완화에 약용한다. (16쪽)

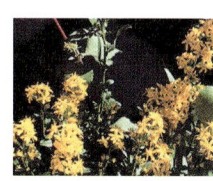
미역취
뿌리와 풀 전체가 암종의 억제 완화에 쓰인다. (62쪽)

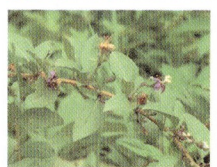
구기자나무
열매와 껍질 등이 항암 작용을 한다. (27쪽)

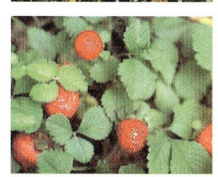
뱀딸기
풀 전체가 피부암 등의 항암을 위해 쓰인다. (68쪽)

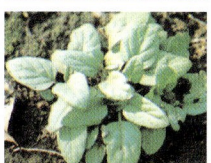
꿀풀
꽃과 씨와 전체가 자궁암 등의 암종양에 쓰인다. (32쪽)

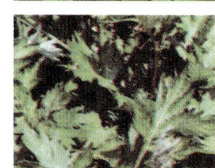
쑥
모든 쑥 종류의 잎과 줄기는 간암 등의 항암에 쓰인다. (83쪽)

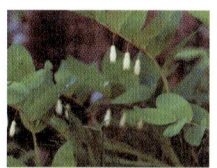
둥굴레
뿌리와 전체가 항암 효과를 위한 보조약으로 쓰인다. (47쪽)

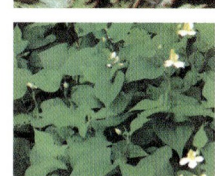
약모밀
전초와 뿌리는 폐암 등의 암종에 미약하나마 효험이 있다. (87쪽)

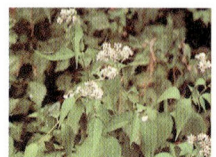
등골나물
뿌리와 풀 전체는 암종 완화를 위해 쓰인다. (48쪽)

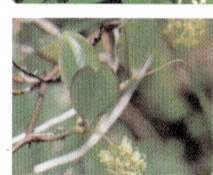
청미래덩굴
뿌리줄기는 암종 완화에 쓰인다. (106쪽)

앞의 10종은 모두 어린 잎을 따서 산나물로 식용하는 종류들이다.

여기 소개한 36종의 항암식물들은 현대과학의 실증 분석에 의한 것이 아닌 임상적이고 상정적(想定的)인 면에 근거해 뽑아낸 것이므로, 일단은 암치료에 보조적인 작용을 한다는 점에 주안점을 두는 게 바람직하다고 생각한다. 그러면서 장기적으로 복용하면 암을 억제 완화시키는 효과가 자연스럽게 나타나리라 믿는다.

이 36종의 항암 식물들 중에서도 항암 작용에 좀더 효과를 낼 것으로 추정되는 식물을 다시 15종 정도로 골라내보았다. 이것은 만일 필자가 그런 처지에 놓여서 긴요한 항암식물을 추려내야 한다면 선별하게 될 종이기도 하다.

꿀풀, 노랑하늘타리, 하늘타리, 등대풀, 땅비싸리, 바위솔, 뱀딸기, 번행초, 범꼬리, 부처손, 수염가래꽃, 약난초, 약모밀, 천남성, 활나물 15종이다. 이 15종을 선별한 기준은 대부분 중국에서의 임상적인 기록에 근거하였다.

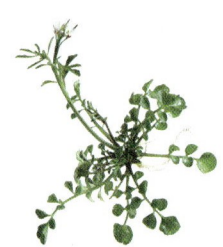

개구리밥

좀개구리밥과 함께 풀 전체가 암종 완화에 쓰이는 수초이다. 논이나 늪 연못 등의 물위에 떠다니는 아주 작은 여러해살이풀이다.

잎은 둥글거나 타원형으로 길이가 5~6mm 정도이며 잎 뒷면은 보랏빛을 띤 붉은빛이다. 7~9월에 채취하여 협잡물을 제거한 다음 햇볕에 말렸다가 달여서 복용한다. 해열, 부종, 각종 피부 질환에도 쓰인다.

긴담배풀

잎, 줄기, 뿌리가 암종 치유에 쓰인다. 여러해살이풀로서 8~10월에 피는 꽃은 긴 담배대[長竹] 모양으로 길게 솟아올라 기울어진다.

꽃이 필 때 채취하여 건조시켰다가 달여 마시거나 생풀을 그냥 쓰기도 하고 녹즙을 내어 마시기도 한다. 인후염, 임파선염, 대장염, 악성종양에 약용한다. 어린순은 나물이나 국거리로 삼는다.

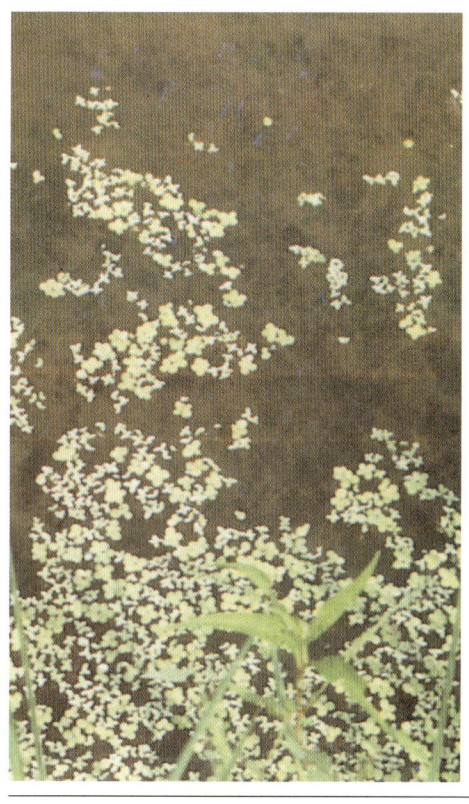
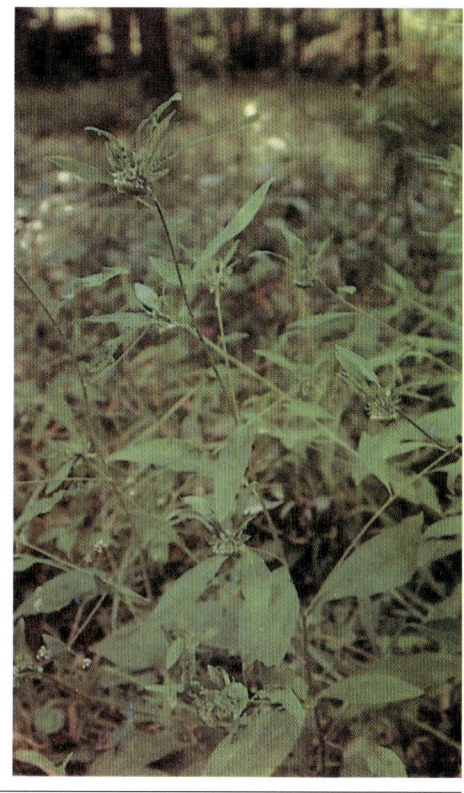

까마중

열매와 잎, 줄기를 암종완화에 약용한다. 여러해살이풀로서 5~7월에 흰색 꽃이 핀 뒤에 지름 6mm의 둥근 열매를 맺는다.
열매는 익으면서 검게 물드는데, 여름 가을 사이에 채취하여 말렸다가 약용으로 삼으며 생풀을 짓찧어 종양에 붙이기도 한다. 기관지염, 신장염, 고혈압에 좋고 혈액 순환을 돕는다. 어린순을 나물로 먹으며 열매를 따먹기도 한다.

꼭두서니

칼퀴꼭두서니, 덤불꼭두서니, 왕꼭두서니와 함께 뿌리를 항암제로 쓴다. 여러해살이덩굴풀로 여름에 아주 작은 노란 꽃을 피우며 열매를 맺으면 검게 익는다.
봄과 가을에 뿌리를 캐어 말렸다가 달이든지 소주에 담가 복용한다. 관절염, 신경통, 간염, 각종 출혈, 기관지염 등에 쓰인다. 봄에 자란 어린순을 나물로 해서 먹는다.

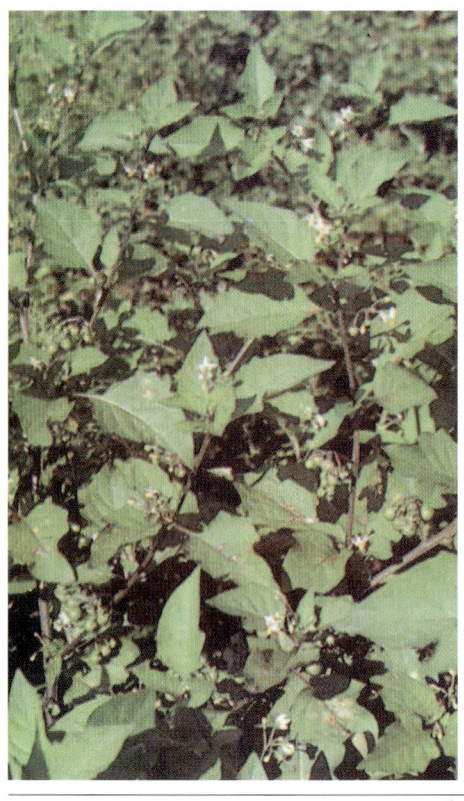

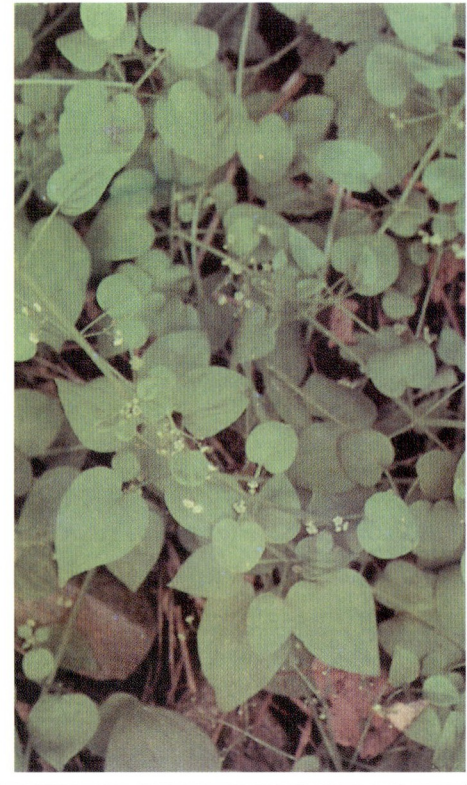

다래나물

개다래와 함께 가지, 잎, 열매를 암종 완화에 약용하며 특히 벌레가 붙어서 이상한 모양으로 부풀어오른 열매를 좋은 약재로 삼는다. 산과 계곡에서 덩굴로 자라는 낙엽활엽수로서 5m 정도의 길이로 뻗어나간다.

6월 중에 흰 꽃을 피우고 가을에 2~3cm의 열매가 누렇게 익는다. 요통, 류머티스, 복통, 중풍, 안면신경마비 등에 쓰인다.

도꼬로마

굵게 살찐 뿌리줄기는 암종을 완화시키는 데 쓰인다. 여러해살이 덩굴풀로서 6~7월에 아주 작은 연한 초록빛 꽃이 피며 3개의 날개가 달린 열매를 맺는다.

봄과 가을에 뿌리줄기를 캐어 말렸다가 허리와 무릎의 통증, 류머티스, 야뇨증 등에 쓰인다. 뿌리줄기를 쪄서 먹으면 맛은 쓰지만 강장, 보정(補精)에 효과가 크다고 한다.

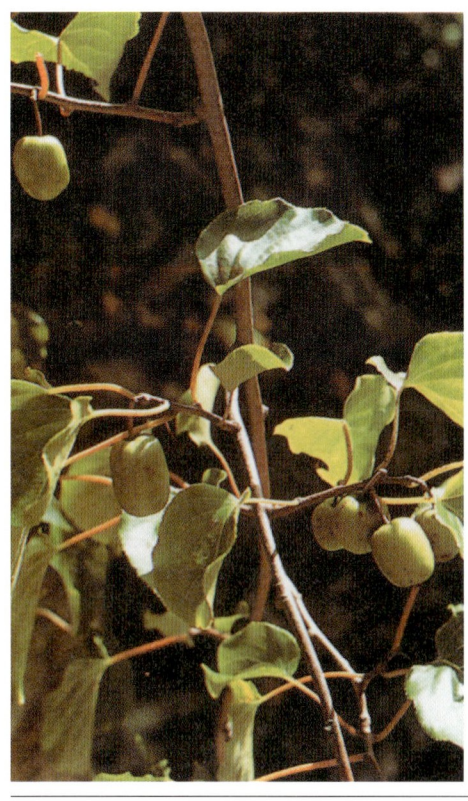
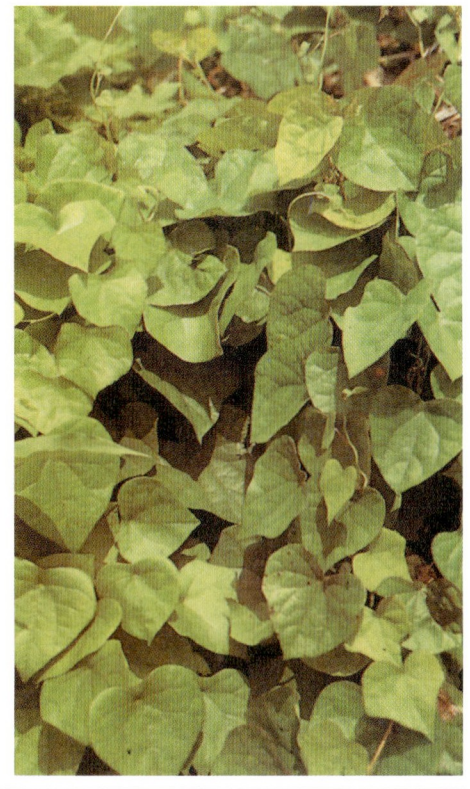

등대풀

줄기와 잎을 식도암의 억제에 시험적으로 쓰고 있다. 독성 있는 두해살이풀로서 30cm 정도의 높이로 자라며 잎과 줄기를 자르면 흰 즙이 스며 나온다.
꽃이 필 때 잎줄기를 채취하여 말렸다가 수종, 이뇨, 결핵성임파선염, 골수염, 대장염 등에 약용한다. 봄철에 연한 줄기와 잎을 나물로 먹는데 오래 동안 우려내어서 먹어야 한다.

땅비싸리

큰땅비싸리와 함께 뿌리를 폐암, 후두암 등 악성 종양의 억제를 위한 보조약으로 쓴다. 산비탈 아래에 흔히 자라는 1m 높이의 낙엽활엽수로, 초여름에 연한 분홍빛 꽃을 화사하게 피운다.
봄과 가을에 뿌리를 캐어 말렸다가 약용한다. 이 약재는 기침, 인후염, 구내염, 악성종양 등에 쓰이며 암종에 널리 쓰일 재료로 기대되고 있다.

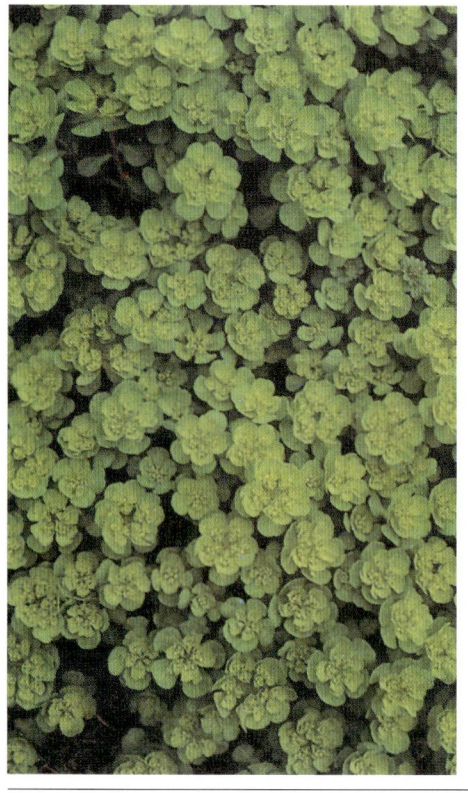
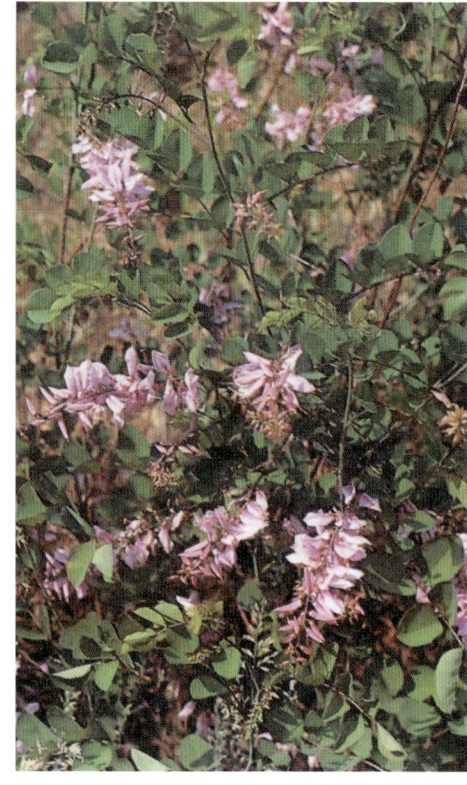

마름

열매는 암종 억제에 쓰인다. 물에 떠서 자라는 한해살이풀로서 여름에 꽃을 피우고 4개의 가시가 달린 열매를 맺는다.

이 열매를 가을에 채취하여 건조되지 않은 채 약용으로 하는데 자양, 강장, 해독, 주독에 좋은 영양제의 효능이 있다. 껍질을 벗겨서 생으로 먹거나 또는 삶아서 약용하기도 하며, 연한 어린 잎은 묵나물로 해서 먹는다.

머위

잎과 뿌리를 암종완화에 약용한다. 이른봄 잎이 나오기 전에 꽃이 피는 여러해살이풀로서 잎은 우산 모양으로 넓게 펼쳐지며 60cm나 되는 굵은 잎자루가 신장한다.

가을에 뿌리를 캐어 건조시켜서 약용하는데 거담, 인후염, 편도선염, 기관지염 등에 쓰인다. 줄기를 데쳐서 껍질을 벗겨 식용하며, 잎도 데쳐 우려내어 나물로 먹는다.

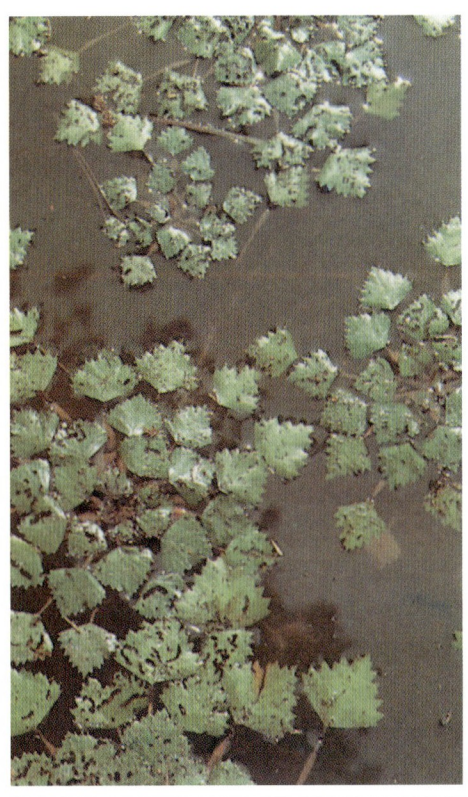
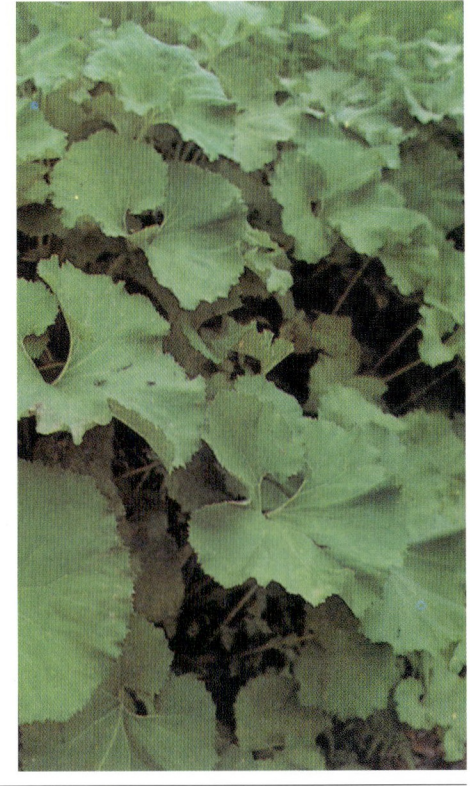

바위솔

꽃을 포함한 풀 전체를 암종양의 억제 치료에 큰 효과가 있다는 우리 나라의 한의학적인 임상경험이 발표된 바 있다.

함유성분에 대해서는 정확하게 알려진 바가 없지만 학질, 간염, 습진, 이질설사, 악성종기, 화상, 해독 등의 치료에 쓰이며 짓찧어 종기에 붙이면 고름을 빨아내는 효과가 크다. 때로는 생즙을 내어 약용으로 삼기도 한다.

방아풀

풀 전체를 암종 완화에 약용으로 한다. 여러해살이풀로서 모가 진 줄기는 곧게 서서 1m 높이로 자란다. 8~9월에 연한 보랏빛 꽃이 6~7mm 길이로 핀다.

꽃이 피었을 때 채취하여 건조시켜서 약용하는데 건위, 진통, 해독, 수종 등에 효능이 있으며 생즙을 내어 마시기도 한다. 봄에 어린순을 나물로 먹으며 한동안 잘 우려내야 한다.

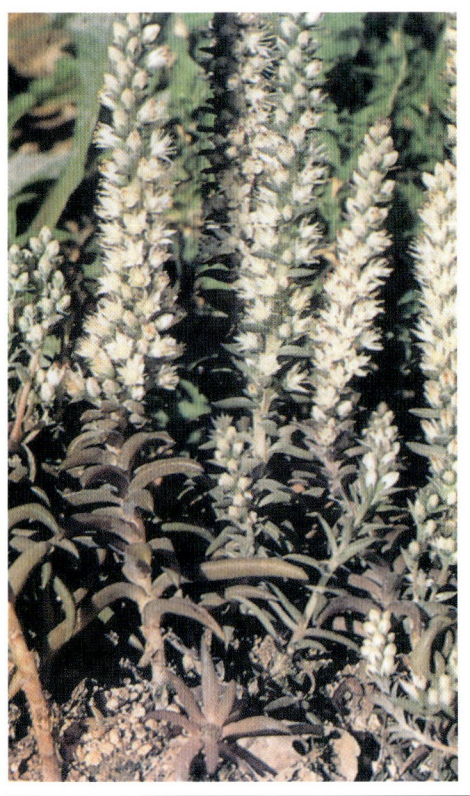
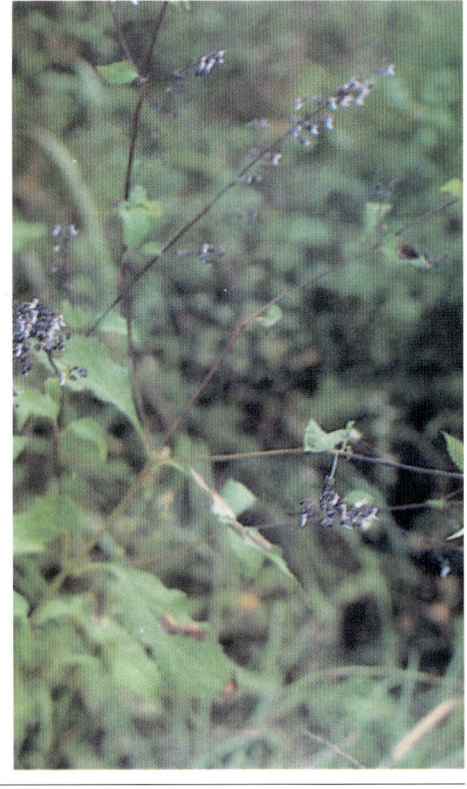

번행초

잎과 줄기는 위암, 자궁암의 억제에 쓰인다. 해변의 모래땅에 나는 여러해살이풀로서 줄기는 땅에 엎드렸다가 점차 일어서며 50cm 높이로 자라고 지름 6mm의 노란 꽃이 봄부터 가을까지 핀다.
잎줄기를 수시로 채취하여 위장염, 위궤양, 심장병에 약용한다. 1년 내내 어린 잎을 뜯어다가 나물과 국거리로 삼는데 맛이 아주 좋다.

범꼬리

뿌리줄기를 자궁암 폐암 등에 시험적으로 사용하고 있다. 여러해살이풀로서 옆으로 누운 굵고 검은 뿌리줄기를 가지고 있으며, 여름철에 길이 3~8cm 정도의 꽃이삭이 기다랗게 핀다.
봄과 가을에 뿌리줄기를 캐어 건조시켜서 어린아이의 경련과 간질, 파상풍, 장염, 임파선종, 악성종기 등에 쓰이는데 큰범꼬리도 함께 약용한다.

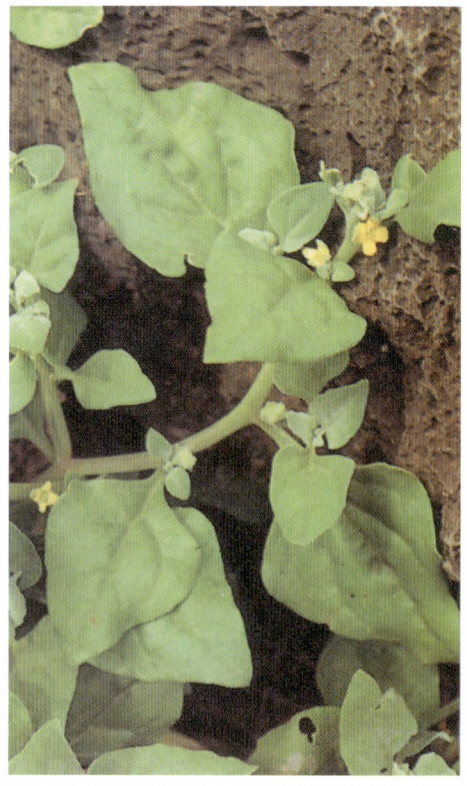
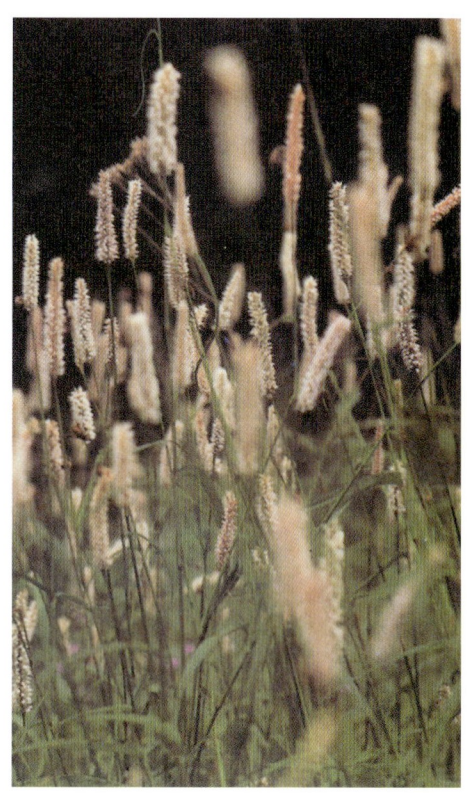

부처손

잎, 줄기, 뿌리를 인후암, 폐암 등에 시험적으로 쓰고 있다. 항시 푸르른 여러해살이풀로서 비늘처럼 생긴 작고 딱딱한 잎이 기와를 덮어가듯이 자라는데, 마르면 오그라드는 습성이 있으며 홀씨로 번식한다.
가을에 채취하여 건조시켰다가 각종 출혈 증세, 대하증, 천식, 신장염, 간염, 수종 등을 다스리는 데에 약용한다.

수염가래꽃

뿌리와 전초를 위암, 직장암, 간염 등에 약용한다. 습한 땅에 자라는 키 작은 여러해살이풀로서 줄기는 땅에 엎드려 가지를 치면서 20cm 정도로 뻗어나가며, 5~7월에 길이 1cm 내외의 꽃을 피운다.
꽃이 필 무렵에 전초를 채취하여 말렸다가 신장염, 간염, 황달, 천식, 악성종기 등에 약용한다. 독성식물이므로 복용할 때 주의를 요한다.

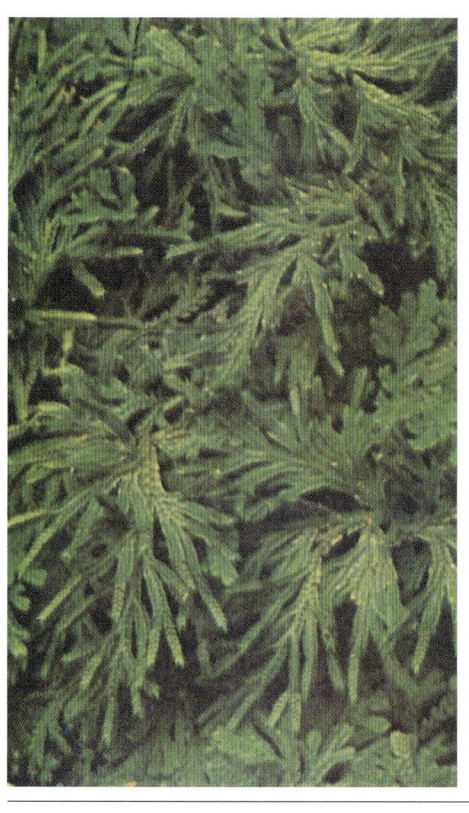
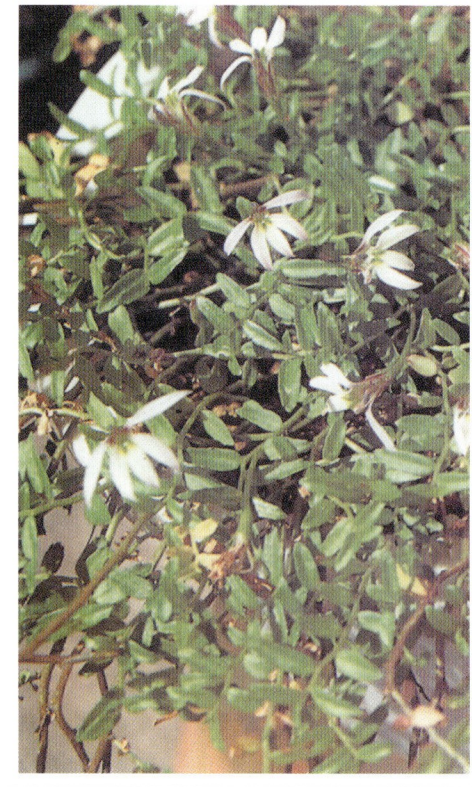

약난초

비늘줄기(인경)를 유방암 등의 항암제로 쓰인다. 여러해살이풀로서 굵게 살찐 비늘줄기를 가지고 있는데, 잎의 길이는 20cm 내외이고 5~6월에 40cm 정도의 길다란 꽃대가 솟아올라와 특이한 꽃을 피운다.
6~7월에 채취하여 잎과 꽃대와 잔뿌리를 따버린 비늘줄기(뿌리)를 약용하는데 인후염, 임파선염, 악성종기에 쓰인다.

예덕나무

껍질에 항궤양작용이 있으며 항암의 보조약으로 쓰인다. 따뜻한 지역에서 자라는 낙엽활엽수로서 6월 중에 지름이 6mm 내외의 노르스름한 작은 꽃을 피운다.
봄과 가을에 껍질을 벗겨내어 건조시켜서 거친 외피를 제거하고 약용으로 삼는데 위궤양, 십이지장궤양, 위염, 소장염, 대장염, 담석증, 식욕증진 등에 두루 쓰인다.

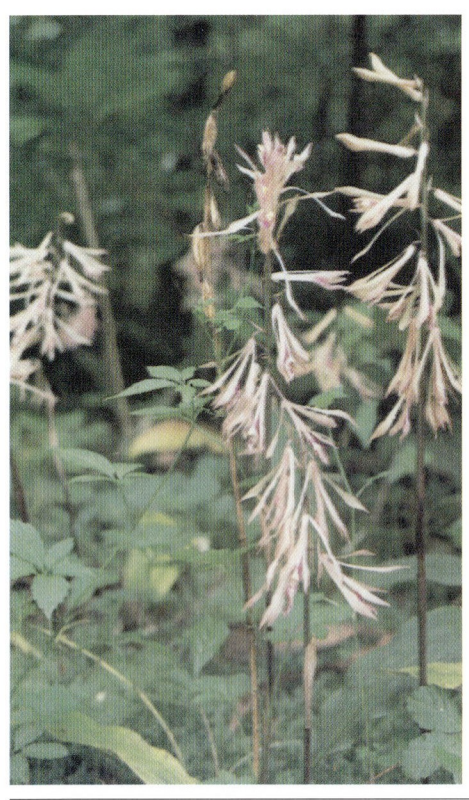
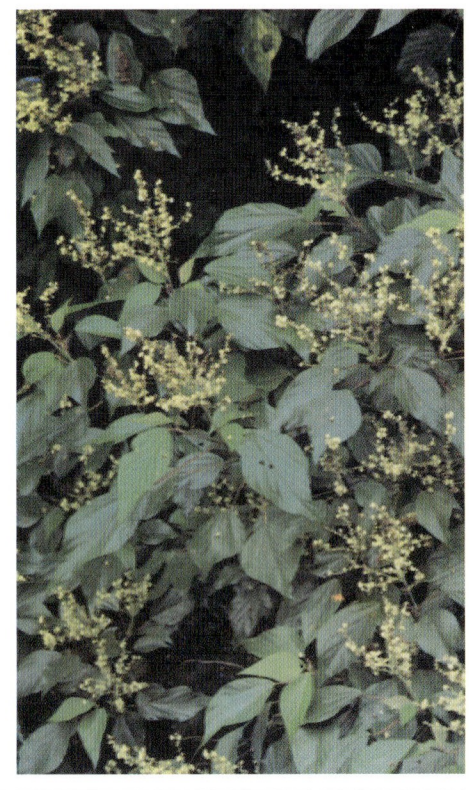

차즈기

잎과 씨앗이 항암 보조식품으로 쓰인다. 몸 전체가 보랏빛을 띠고 있으며 깻잎보다 짙은 좋은 냄새를 풍기는 한해살이풀로서 널리 가꾸어지고 있다.
잎은 꽃이 필 무렵에 채취하고 씨는 가을에 받아 내어 약용하는데 해열, 거담, 건위, 해독에 효능이 있다. 잎은 향신료로서 생선회에 곁들여 식용하며, 생선에 의한 중독에 효과가 있다.

참빗살나무

잔가지와 잎을 암종 완화에 약용한다. 키 작은 낙엽활엽수로서 5~6월 중에 지름 1cm 내외의 연한 초록빛 꽃을 피우며, 분홍빛의 네모난 열매가 많이 달린다.
생육기간 중에는 언제든지 채취하여 약용하는데 습관으로 인한 관절염과 마비통증, 요통, 혈전증, 정맥에 혹이 생기는 증세에 쓰인다. 어린 잎을 나물로 먹으면 설사를 한다.

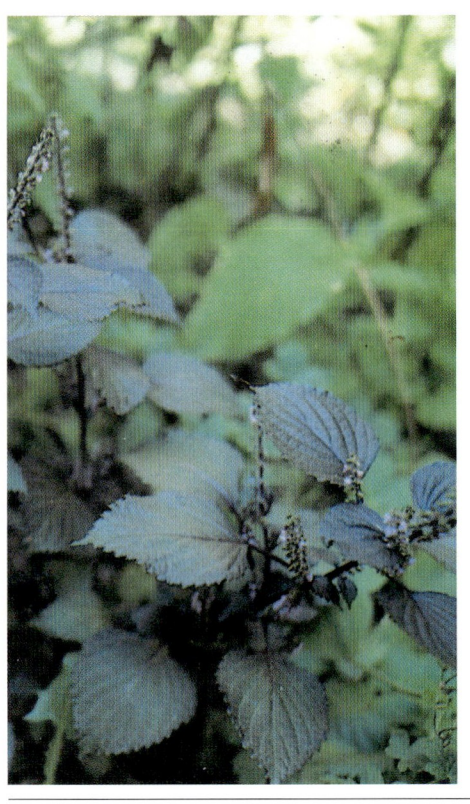
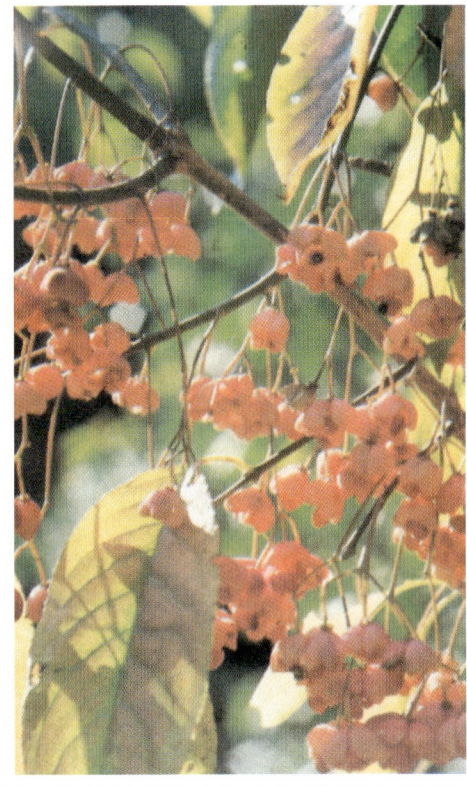

천남성

알뿌리는 자궁암 등의 항종양에 보조약으로 효과가 있다. 숲속에서 자라는 여러해살이풀로서 우리나라에는 8종이 자생하고 있다.
늦가을에 뿌리를 캐어 껍질을 벗긴 다음 건조시켜서 약용하는데 중풍, 반신불수, 안면신경마비, 간질병, 임파선종양, 파상풍, 악성종기 등에 쓰인다. 강한 독성이 있으므로 달여서 복용할 때 주의를 요한다.

호장근

뿌리줄기를 항암제의 보조약으로 쓰인다. 굵고 속이 빈 줄기를 가진 여러해살이풀로서 줄기는 높이가 2m에 이른다. 꽃은 7~9월 중에 이삭 모양으로 모여 핀다.
뿌리줄기를 봄과 가을에 캐어서 말렸다가 팔다리의 통증, 골수염, 황달, 간염, 월경불순, 타박상 치료에 약용한다. 어린 잎을 나물로 하거나 국거리와 볶음으로 식용한다.

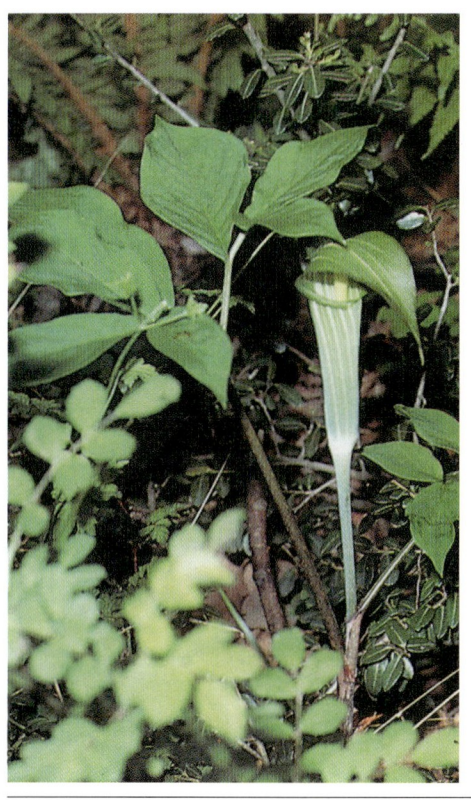
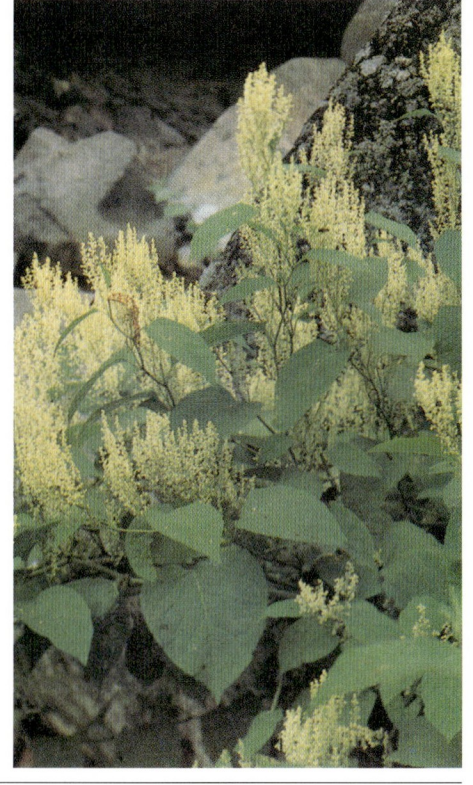

활나물

잎, 줄기, 뿌리의 모든 부분을 피부암, 자궁암, 위암, 간암, 폐암 등 여러 가지 암치료에 널리 이용한다. 온몸이 가늘고 부드러운 털로 덮여 있는 한해살이풀로서 줄기는 20~40cm 정도의 높이로 곧게 자라며 7~9월에 지름 1cm쯤 되는 꽃을 피운다.
꽃 필 때에 채취하여 각종 염증, 악성종양, 갖가지 피부질환에 두루 약용한다.

흰제비꽃

뿌리와 전초를 암종완화에 약용한다. 일반 제비꽃 모양으로 자라나는 여러해살이풀로서 4~5월에 피는 꽃이 1cm쯤의 지름으로 흰빛을 띠고 있는 것이 특징이다.
5~6월 중에 채취하여 건조시켰다가 약용하는데 간염, 대장염, 황달, 각종 화농성질환, 종기 등에 쓰이며 생즙을 내어 마시기도 한다. 어린 잎을 나물로 해서 먹는다.

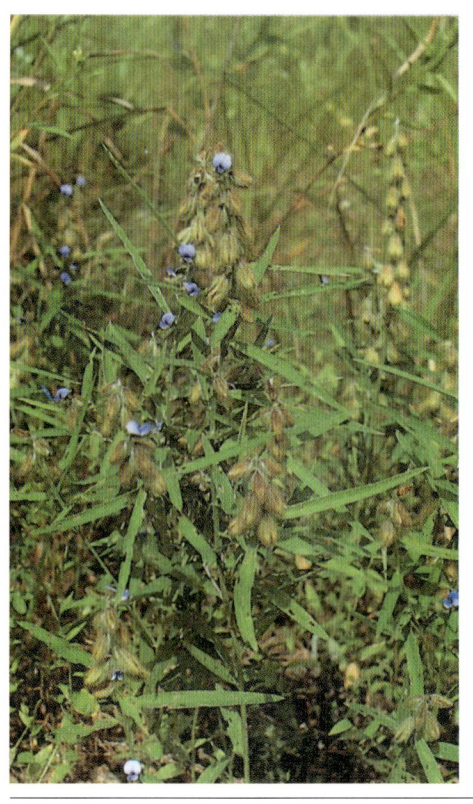
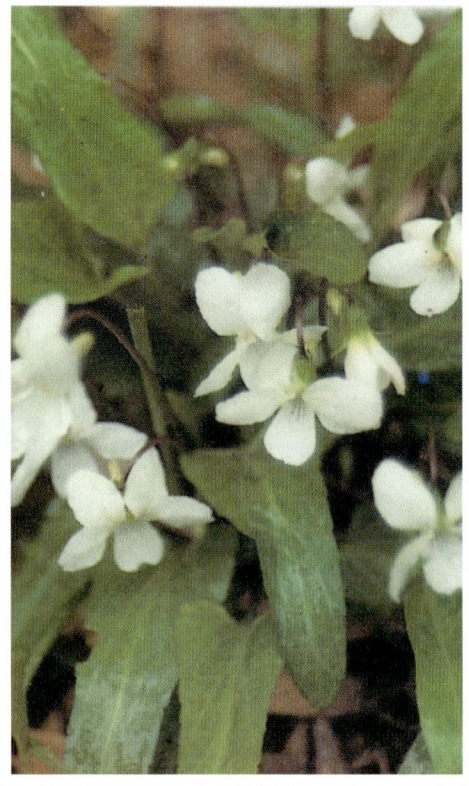

하늘타리

씨앗은 복수암, 폐농양의 종양에 어느 정도 억제작용이 있다. 여러해살이 덩굴풀로서 다른 물체에 잘 붙어 뻗어나가며 큰 덩이뿌리를 가지고 있다.

여름에 꽃이 피고 나면 지름 7cm 정도의 둥근 오렌지색 열매가 익으며 다갈색의 많은 씨앗을 품는다. 씨앗, 뿌리, 열매 껍질을 가을에 채취하여 기침, 각혈, 해열 등의 약으로 쓰인다.

노랑하늘타리

뿌리에는 종양의 억제작용(항암)이 있다. 여러해살이 덩굴풀로서 하늘타리와 거의 비슷하며 고구마 같은 큰 뿌리가 있다.

여름에 꽃이 피고나서 가을에 길이 10cm의 열매가 황색으로 익는다. 씨앗은 천식, 협심증에 뿌리는 각혈, 당뇨병, 인후염, 악성종기 등에 쓰인다. 어린순은 나물로 먹으며, 뿌리에서 녹말을 채취하여 식용한다.

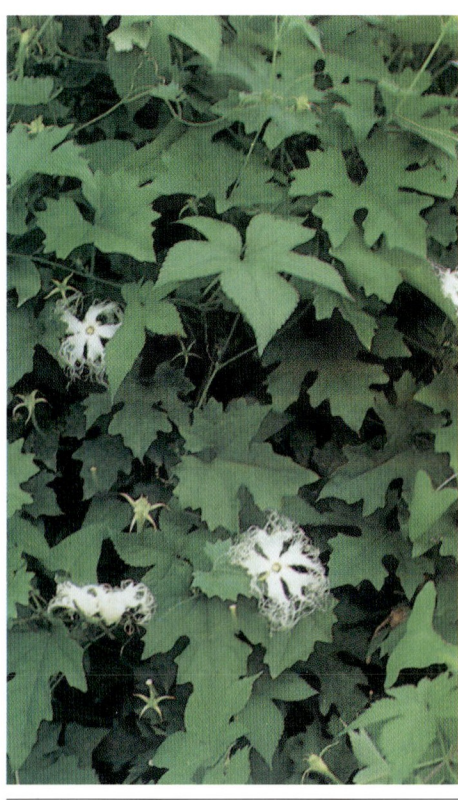
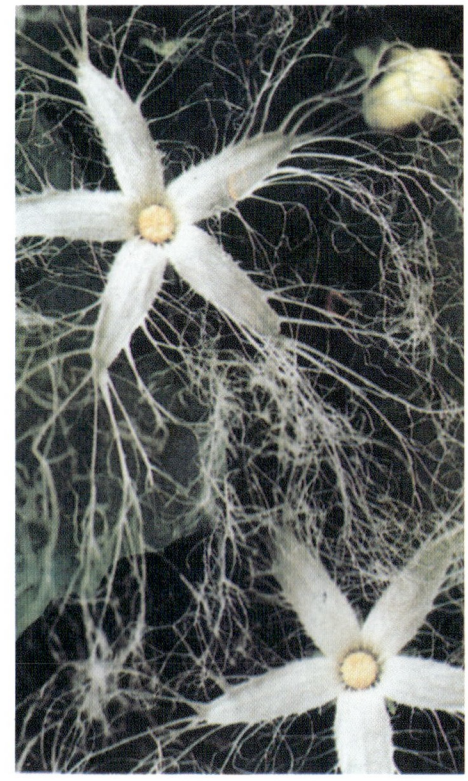

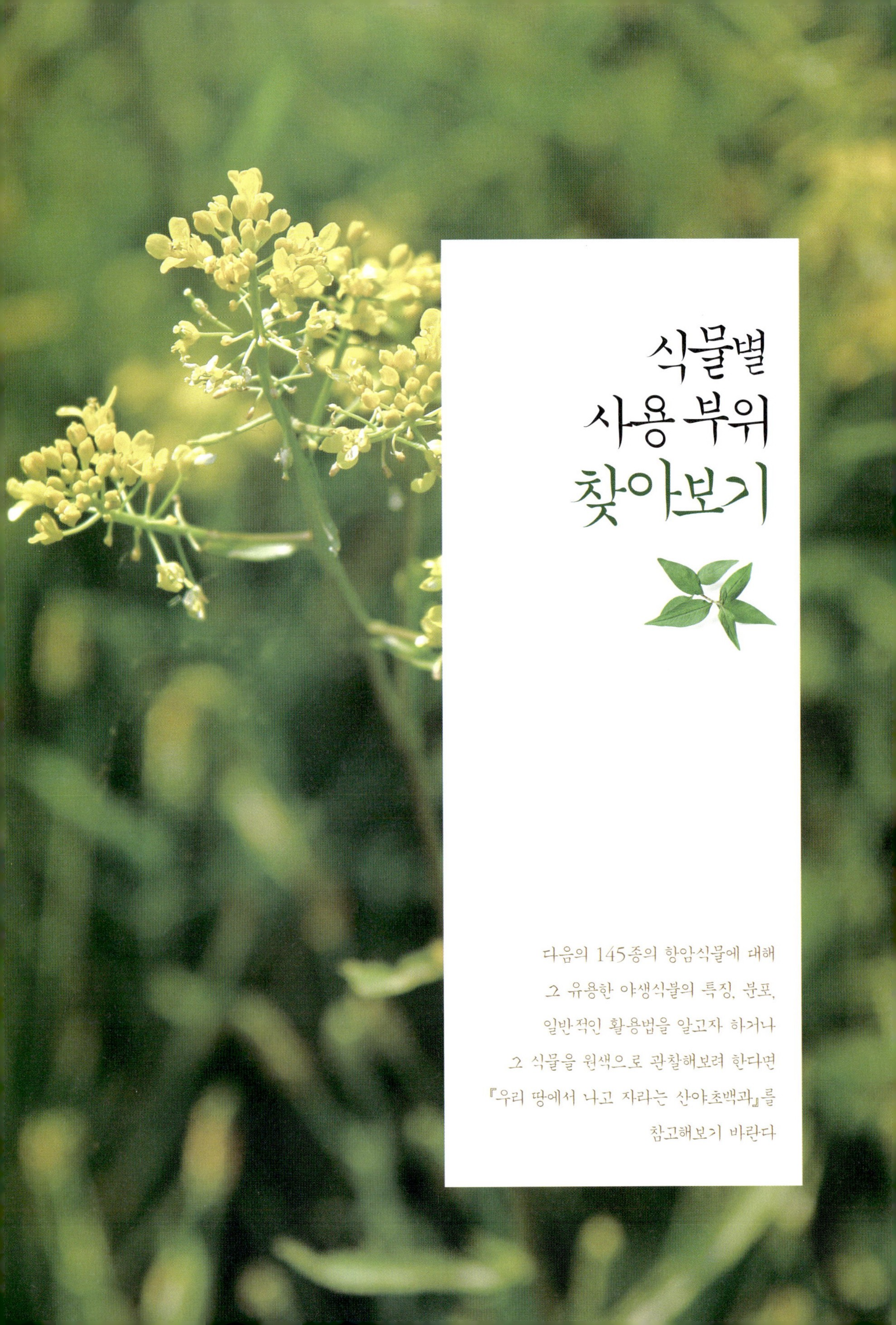

식물별 사용 부위 찾아보기

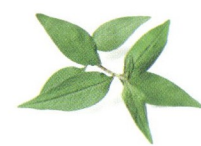

다음의 145종의 항암식물에 대해
그 유용한 야생식물의 특징, 분포,
일반적인 활용법을 알고자 하거나
그 식물을 원색으로 관찰해보려 한다면
『우리 땅에서 나고 자라는 산야초백과』를
참고해보기 바란다

식물별 사용 부위 찾아보기

*사용 부위에서 알뿌리, 덩이뿌리, 뿌리줄기, 비늘줄기 등은 모두 '뿌리'로 기재하였다.

갈퀴나물 … 전초
감국 … 꽃, 잎
강활 … 뿌리
개감수 … 뿌리
개나리 … 열매
개다래나무 … 가지, 잎, 열매
개머루 … 줄기, 잎
개별꽃 … 뿌리
갯방풍 … 뿌리
겨우살이 … 가지, 잎
고삼 … 뿌리
골풀 … 전초
광나무 … 열매
구절초 … 꽃, 전초
구릿대 … 뿌리
금불초 … 꽃
긴담배풀 … 뿌리, 전초
까마중 … 전초
깨풀 … 전초
꼭두서니 … 뿌리
꿀풀 … 씨, 전초
나팔꽃 … 씨
노랑하늘타리 … 껍질
다닥냉이 … 씨
단풍마 … 뿌리
대나물 … 뿌리

대국 … 뿌리
대추나무 … 열매
도고로마 … 뿌리
도깨비바늘 … 전초
도꼬마리 … 씨
도라지 … 뿌리
둥굴레 … 뿌리
등골나물 … 전초
등대풀 … 전초
땅두릅나물 … 뿌리
땅비싸리 … 뿌리
뚜깔 … 뿌리
띠 … 뿌리, 줄기
마가목 … 씨
마디풀 … 전초
마타리 … 뿌리
맑은대쑥 … 씨, 전초
망초 … 전초
매화나무 … 열매
맥문동 … 뿌리
멀구슬나무 … 열매
모과나무 … 열매
모란 … 뿌리껍질
목련 … 꽃망울
문주란 … 잎
물쑥 … 전초

민들레 … 뿌리, 전초
민족도리풀 … 뿌리, 전초
바람등칡 … 줄기, 잎
박하 … 전초
반하 … 뿌리
배풍등 … 전초
뱀딸기 … 전초
뱀무 … 뿌리, 전초
번행초 … 전초
범부채 … 뿌리
복숭아나무 … 씨
부채마 … 뿌리
부처손 … 전초
뻐꾹채 … 뿌리
뽕나무 … 뿌리껍질, 잎, 가지, 열매
사상자 … 열매
사철쑥 … 줄기, 잎
산국 … 꽃, 전초
산사나무 … 열매
산수유 … 열매
산자고 … 뿌리
산초나무 … 씨, 껍질
살구나무 … 씨
삼백초 … 뿌리, 전초
삼지구엽초 … 전초

삽주 ⋯ 뿌리
삿갓풀 ⋯ 뿌리
석곡 ⋯ 잎, 줄기
소나무 ⋯ 잎, 솔방울
속새 ⋯ 전초
솜대 ⋯ 중간껍질
쇠무릎 ⋯ 뿌리
쇠비름 ⋯ 전초
수염가래꽃 ⋯ 전초
시호 ⋯ 뿌리
실새삼 ⋯ 전초, 씨
싸리나무 ⋯ 줄기, 잎
쑥 ⋯ 전초
애기부들 ⋯ 꽃가루
앵도나무 ⋯ 씨
약난초 ⋯ 뿌리(인경)
약모밀 ⋯ 뿌리, 전초
엉겅퀴 ⋯ 뿌리, 전초
오미자 ⋯ 열매
오이풀 ⋯ 뿌리
옻나무 ⋯ 전초
용담 ⋯ 뿌리
으름덩굴 ⋯ 뿌리줄기, 열매
은행나무 ⋯ 열매, 잎
이삭여뀌 ⋯ 전초
인동덩굴 ⋯ 꽃, 줄기, 잎
자귀나무 ⋯ 껍질, 꽃
자란 ⋯ 뿌리
잔대 ⋯ 뿌리
장구채 ⋯ 전초
젓가락나물 ⋯ 전초

제비꽃 ⋯ 전초
조릿대 ⋯ 전초
조뱅이 ⋯ 뿌리, 전초
주엽나무 ⋯ 가시, 열매
중나리 ⋯ 뿌리
중대가리풀 ⋯ 전초
지치 ⋯ 뿌리
진돌쩌귀풀 ⋯ 뿌리
진황정 ⋯ 뿌리
질경이 ⋯ 씨, 전초
질경이택사 ⋯ 뿌리
짚신나물 ⋯ 전초
차즈기 ⋯ 줄기, 씨
참나리 ⋯ 뿌리
참마 ⋯ 뿌리
참산부추 ⋯ 뿌리
참으아리 ⋯ 뿌리
천남성 ⋯ 뿌리
청나래고사리 ⋯ 뿌리, 줄기
청미래덩굴 ⋯ 뿌리
측백나무 ⋯ 씨
치자나무 ⋯ 열매
탱자나무 ⋯ 어린열매, 잎, 껍질
투구꽃 ⋯ 뿌리
피막이풀 ⋯ 전초
한련초 ⋯ 전초
할미꽃 ⋯ 뿌리
현삼 ⋯ 뿌리
현호색 ⋯ 뿌리
흑난조 ⋯ 전초

황금 ⋯ 뿌리
황벽나무 ⋯ 속껍질
회화나무 ⋯ 열매, 꽃망울
후박나무 ⋯ 껍질, 꽃
흰바디나물 ⋯ 뿌리

암을 이기는
한국의 산나물